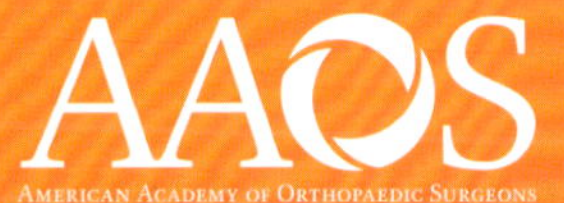

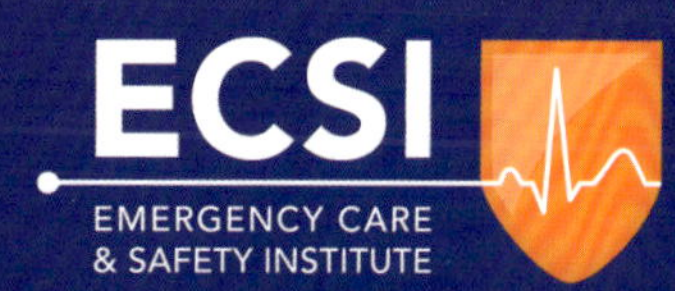

标准急救护理速查手册

（普及版）

First Aid, CPR, and AED Standard Seventh Edition

第 7 版

主　　编　美国骨科医师协会（AAOS）
　　　　　美国急诊医师协会（ACEP）

编　　者　Alton L. Thygerson
　　　　　Steven M. Thygerson
　　　　　Benjamin Gulli
　　　　　Howard L. Mell
　　　　　Bob Elling

主　　译　郭志刚　丛洪良　法天锷

翻　　译　张迎怡　金冬霞　李婷婷

翻译秘书　刘　超　赵福梅

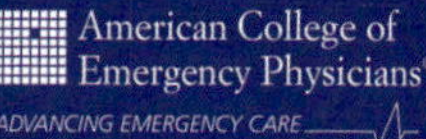

天津出版传媒集团
天津科技翻译出版有限公司

著作权合同登记号:图字:02－2017－215

图书在版编目(CIP)数据

标准急救护理速查手册:普及版/美国骨科医师协会(AAOS),美国急诊医师协会(ACEP)主编;郭志刚,丛洪良,法天锷主译.—天津:天津科技翻译出版有限公司,2018.11

书名原文:First Aid, CPR, and AED standard 7e

ISBN 978－7－5433－3869－2

Ⅰ.①标… Ⅱ.①美… ②美… ③郭… ④丛… ⑤法… Ⅲ.①急救－护理－手册 Ⅳ.①R472.2－62

中国版本图书馆 CIP 数据核字(2018)第 168478 号

ORIGINAL ENGLISH LANGUAGE EDITION PUBLISHED BY
Jones & Bartlett Learning, LLC
5 Wall Street
Burlington, MA 01803 USA

授权单位:Jones & Bartlett Learning, LLC
出　　版:天津科技翻译出版有限公司
出 版 人:刘 庆
地　　址:天津市南开区白堤路 244 号
邮政编码:300192
电　　话:(022)87894896
传　　真:(022)87895650
网　　址:www.tsttpc.com
印　　刷:北京博海升彩色印刷有限公司
发　　行:全国新华书店
版本记录:710×1000　16 开本　8 印张　100 千字
2018 年 11 月第 1 版　2018 年 11 月第 1 次印刷
定价:35.00 元

(如发现印装问题,可与出版社调换)

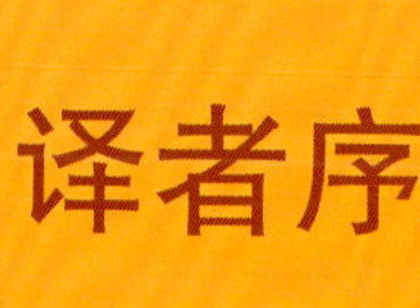

译者序

急在分秒之间,救在生死边缘……

急救工作多时间紧迫、病情紧急、状况复杂……对于急救团队来说,每时每刻都要面对高强度工作。急救需要富有爱心、充满活力和战斗力,医者以精湛的医术、精准的治疗、仁爱的敬业精神处置急危重疾患,挽救病人的生命。

急救是一场生命与时间的赛跑,每一次都是让医生难忘的体验,任何一点疏忽纰漏都可能造成非常严重的后果。生命科学日新月异,只有不断学习,才能成为这一赛跑的领跑者。了解最新急诊急救进展与动态,才能使业务水平不断提高,才能更好地满足急救工作的需要。

大多数的伤害和突发疾病的治疗来自于急救救援者、全科医生或急诊部门。根据世界卫生组织(WHO)的数据,受伤者更多的是接受卫生保健机构和急救机构治疗。受伤情况如金字塔分布,金字塔的顶层是由受伤导致死亡的人群组成。尽管因受伤而死亡的人数不多,但因为有新闻价值,会更引人注目,并经常出现在电视和报纸上;第二层是由严重受伤导致住院和残疾的人组成;再下一层是不太严重的受伤者,需要急诊护理和基本卫生保健机构的治疗,大多数的伤病和突发的疾病都不会致命。在人们的一生中,大多数人很少会在医疗机构之外看到危及生命的情况。挽救生命很重要,但急救人员更多的是被要求为不太严重的情况提供最初的护理治疗。如果得不到适当治疗,那些不太严重的情况可能会演变成更严重的损伤。因此,公众需要知晓急救训练的基本常识和基本原则。

最新的国际复苏联合会(ILCOR)指南将急救定义为“为急性疾病或损伤提供的帮助行为和基础护理”。根据指南,急救者的目标包括“保护生命,减轻痛苦,预防进一步的疾病或伤害,促进恢复”。包括自我照顾在内的急救,可以在任何情况下由任何人发起,但应基于医学和科学证据或专家共识。

本手册就是本着为公众提供急救的基本常识,提供救援角色的分配、救援前后适当的措施以及紧急救援、转运、救援次序的系统指导。本书共分为七章,分别为急救的重要性、救援前采取适当的措施、创伤急救、突发疾病、环境相关的急救、心肺复苏和紧急救援、转运、救援次序。愿此书的出版能够为我国急救工作奠定更加坚实的基础,为奋战在一线的急救工作者提供一个便捷的查阅手册,使他们在急救现场更加规范操作,也为广大公众提供院前急救的指导和释疑。

郭志刚 丛洪良 法天锷

2018 年 6 月

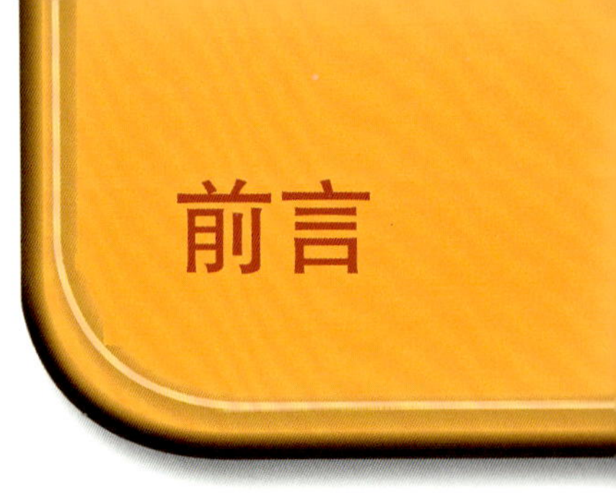

前言

欢迎来到急救与安全研究所(ECSI)

欢迎来到美国骨科医师协会(AAOS)和美国急诊医师协会(ACEP)共同创立的急救与安全研究所(ECSI)。

急救与安全研究所(ECSI)是一个著名的国际组织,提供培训和认证,以满足诸如职业安全与健康管理(OSHA)、医疗联合委员会和美国国家紧急医疗服务(EMS)、教育、运输和健康等工作相关要求。我们的课程遍布全球各地的行业和市场,包括高校、工商业界、政府、公共安全机构、医院、私人培训公司和中学系统。

急救与安全研究所的课程是由美国骨科医师协会和美国急诊医师协会联合提供。美国骨科医师协会是世界最大的肌肉骨骼专家医学协会, 以 1971 年 EMS 出版的最早的 EMS 教材而著名,美国急诊医师协会是世界公认的急救医学的领导者。

ECSI 课程目录

在 ECSI 培训的个人可以选择各种传统的课堂课程或其他在线课程,例如:

- 自动体外除颤(AED)
- 血源性和空气传播性病原体
- 婴幼儿照护安全
- 驾驶员安全
- 心肺复苏术(业余水平和专业护理水平)
- 急救(多个课程可选)
- 紧急医疗救护
- 野外急救等

ECSI 提供大量的教科书、教师和学生辅助材料以及互动技术,包括在线课程。ECSI 学生手册是综合教学和学习系统的中心,它提供资源以更好地辅助教师和培训学生。教师辅助材料提供实用易操作的、节省时间的工具,如 PowerPoint 演示文稿、DVD 光盘和基于网络的远程学习资源。技术资源可以提供交互式练习和模拟,以帮助学生为任何紧急情况做好准备。

急救与安全研究所将为学完课程并通过考核的人员颁发证书。成功修完课程的学员可得到由急救与安全研究所颁发的书面确认材料,即结业证书。

请访问 www.ECSInstitute.org 网站!

目录

1 引言

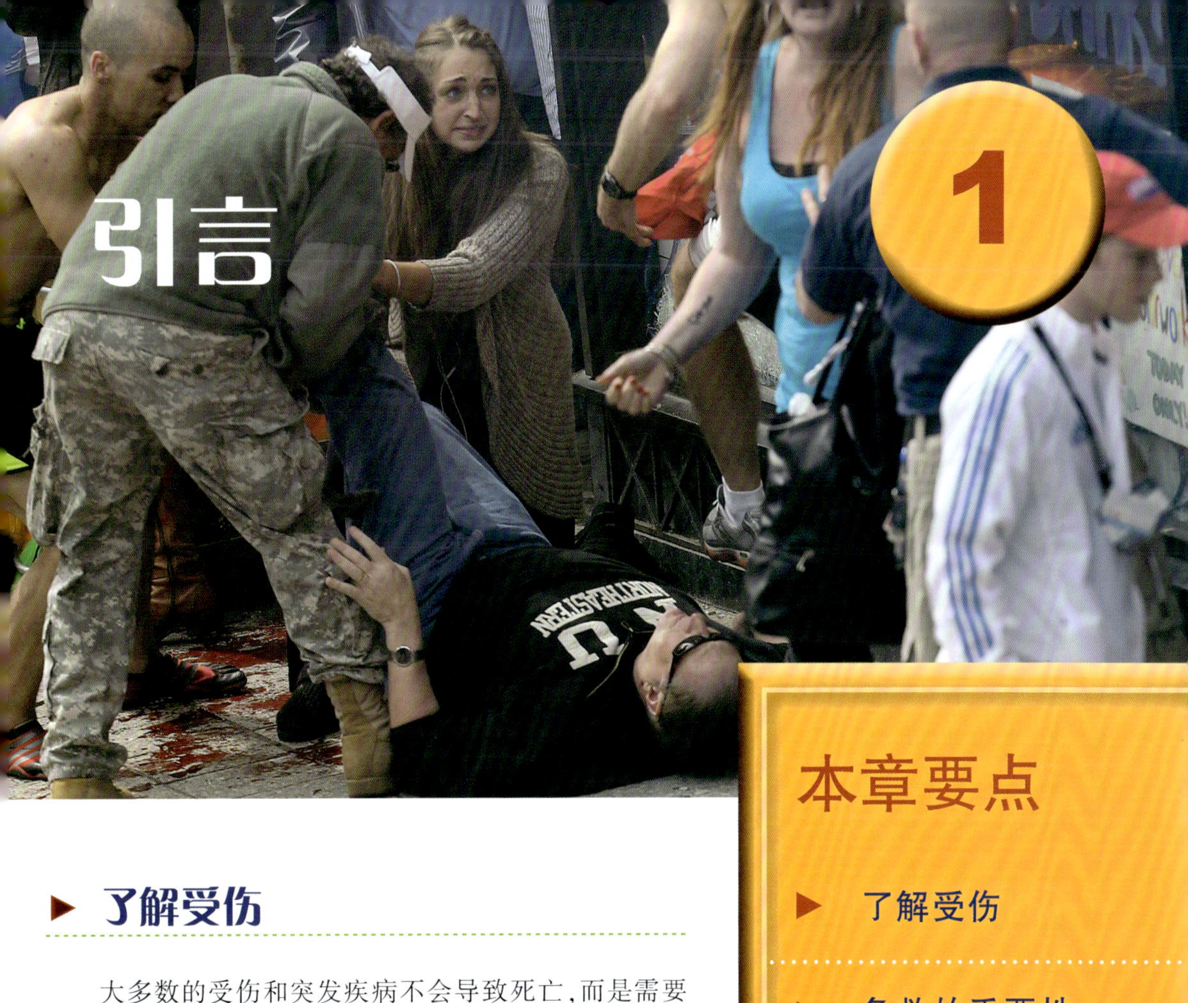

本章要点

- 了解受伤
- 急救的重要性

了解受伤

大多数的受伤和突发疾病不会导致死亡，而是需要住院治疗，接受来自于急诊部门、全科医生或者急救护理人员的治疗。根据世界卫生组织（WHO）的数据，在世界高收入国家，每发生 1 例受伤致死的人，会有 30 例曾接受住院治疗，有 300 例曾在急诊接受治疗，而更多的人曾接受其他卫生保健机构和急救护理人员的治疗。

受伤情况如金字塔图所示（图 1-1），帮助说明受伤严重程度的分布。金字塔的顶部为导致死亡的受伤。尽管因受伤而死亡的人数比其他类型的受伤人数要少，但更引人注目，因为这类人群被认为是有新闻价值的，而且经常出现在电视和报纸上。金字塔的第二层是导致住院和残疾的严重受伤。再下一层是不太严重的受伤，需要急诊护理和基础卫生保健机构的治疗。金字塔的底层

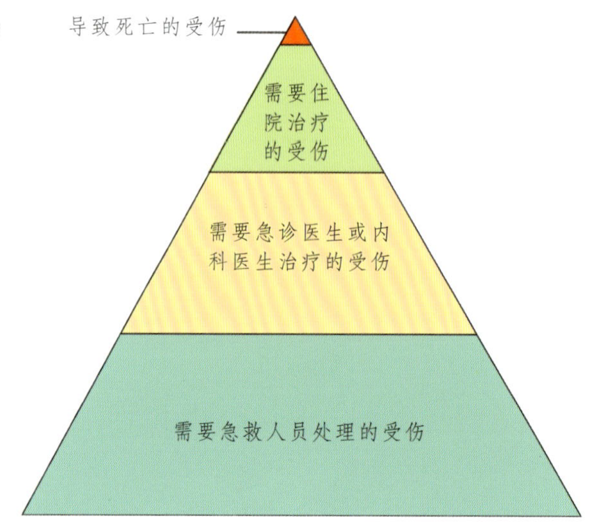

图 1–1 受伤金字塔。

是不需要医疗护理,而是由急救人员来处理的受伤。

▶ 急救的重要性

了解急救而不需要它,总比需要急救而不了解它要好。每个人都应该能够提供急救,因为大多数人最终会发现自己需要用它来帮助他人,或是帮助自己。

大多数的受伤和突发疾病都不会致命。大多数人一生中都很少有机会在医疗机构之外看到危及生命的情况。挽救生命很重要,但是急救人员更常被要求为不太严重的情况提供初期的护理治疗。如果得不到适当治疗,那些不太严重的损伤可能会演变成更严重的问题。因此,这些技能在急救训练中需要注意。施救流程 1–1 阐释了急救者的作用。

最新的国际复苏联合会(ILCOR)指南将急救定义为:为急性疾病或损伤提供的帮助行为和基础护理。根据指南,急救者的目标包括“保护生命,减轻痛苦,预防进一步的疾病或伤害,促进恢复”。包括自我处理在内的急救,可以在任何情况下由任何人发起,但应基于医学和科学证据或专家的共识。急救能力包括:

- 识别、评估急救的优先次序(图 1–2)
- 运用适当的知识、技能和行为来提供护理治疗
- 识别条件的局限性并寻求必要的援助

急救并不能代替适当的医疗救助。但在许多情况下,并不需要医疗救助,患者或伤者也将安全地康复。

施救流程 1-1　急救者的作用

急救包括一系列的方案和行动。确定急救方案的最佳时机是在你面对紧急情况之前

1.识别紧急情况

有助于急救者识别紧急情况的各项因素包括：
- 损伤或疾病的严重程度
- 你离事发地点的距离及可到达现场的时间
- 伤者痛苦的表情或惊慌失措的行为
- 事先了解并识别伤者或患者伤病情况
- 现场情况(如光线、气味、声音)

2.决定救助

某些人不施救的理由：
- 有害的，如“我可能会受伤，感染上疾病；我可能会弄伤他(她)”
- 施救有障碍，如“我不知道怎么帮忙；现场不安全；我不喜欢闻到血、呕吐、烧伤的皮肤的气味或看到这些场景”

3.在提供救助之前，采取适当的行动

- 评估现场情况
- 自问你是否可以提供救助
- 必要时，打急救电话
- 预防疾病传播

4.判断伤者哪里出现问题

在施救前，先确定问题出在哪里——“找到它，处理好它”，大多数情况下只检查伤者主诉(症状和体征)

5.实施急救

根据你观察的情况给予急救，直到出现以下任何一种情况：
- 紧急医疗服务(EMS)接管
- 把伤者送往医疗机构
- 确定伤者只需要急救和家庭护理

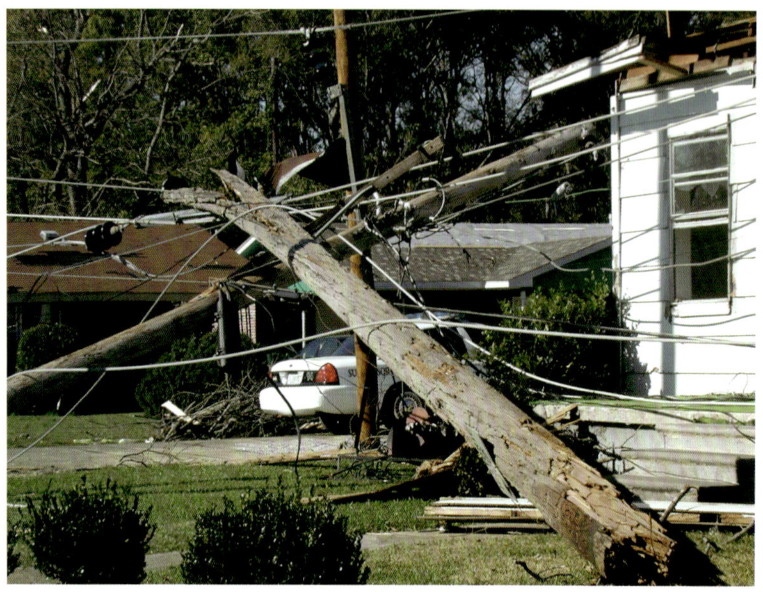

图 1-2 提供急救的第一步是识别发生了何种紧急情况。

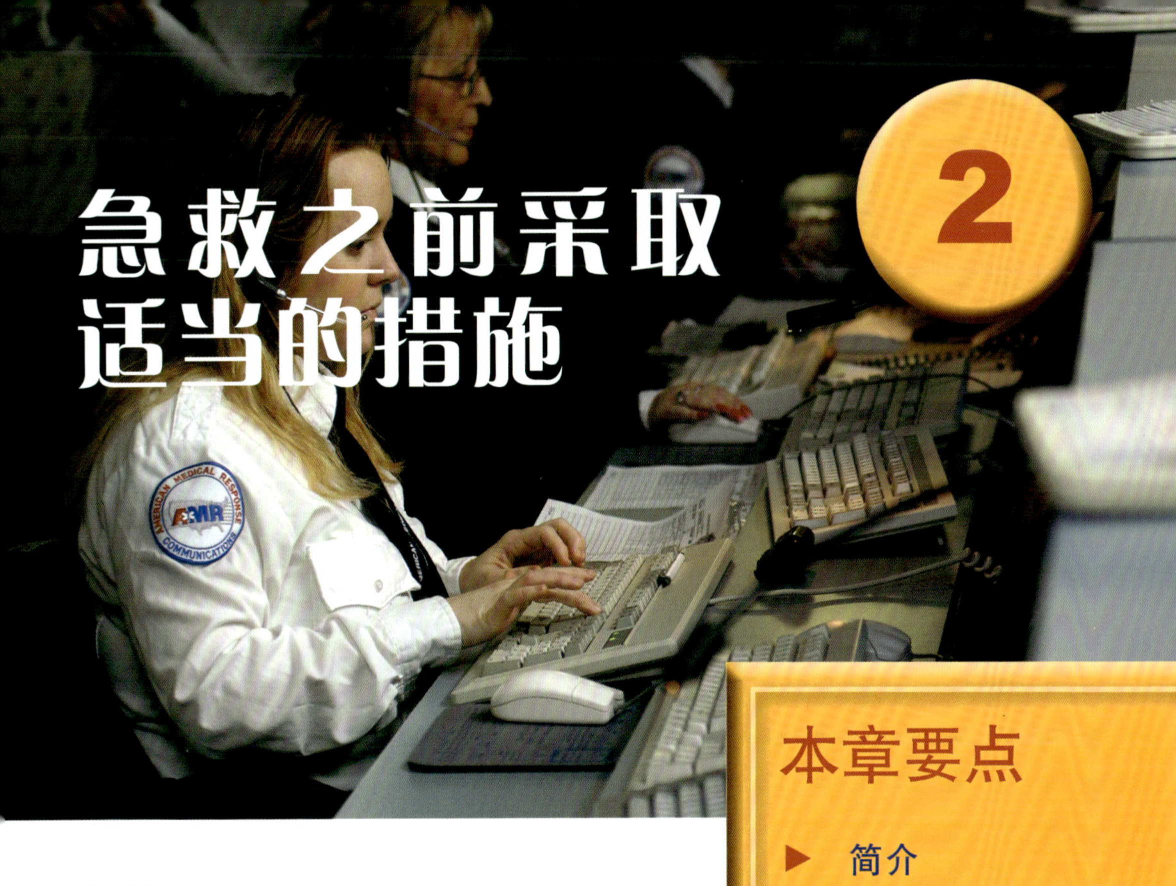

2 急救之前采取适当的措施

本章要点

简介

这可能是本书最重要的部分之一。在帮助伤者或突发疾病的患者之前，你必须考虑本章讲述的这些措施。

你已经意识到紧急情况，并决定提供救助。见第 3 页。

1.评估事发现场。见第 8 页。

- 目前状况危险吗？
- 有多少人受伤了？如果是许多人，见第 113~114 页。
- 发生了什么？
- 你对伤者情况的第一判断是什么？
- 旁观者可以帮忙吗？

2.询问是否可以帮忙。得到同意，可给予急救。如果你被拒绝，而伤者伤势或病情严重，请拨打当地急救电话。如果对方没有反应，你可以合法地认为他(她)会接受你的帮助。如果是孩子，在给予急救前，应先征得父母或法律监护人的同意。如果父母或法律监护人不在场，你可以合法地认为你得到这个人的允许来帮助他(她)的孩子。见第 10~11 页。

3.如果需要的话,寻求医疗服务。根据受伤、疾病和情况的严重程度,拨打当地急救电话寻求急救医疗服务(EMS),或者将患者送至医疗机构。如果你在商业大楼里,那么另一个选择是联系公司的应急响应团队或安全人员。当你遇到一个严重伤者,立即寻求医疗护理,或者明确患者哪里出现问题并为之提供急救。见第 9~10 页。

4.防止疾病传播。使用个人防护装备(PPE)以避免接触血液或其他体液。一次性手套是急救箱中最常用的防护用品(施救技巧 2–1)。不太常用的防护装备包括单向单阀的心肺复苏(CPR)呼吸面罩、护目镜或面罩,用以保护眼睛、防止喷溅上血液或其他体液。洗手在预防疾病传播方面也很有效。见第 11~13 页。

注意:每种情况都是不同的。根据你与伤者的关系(例如,配偶、父母),如果你了解他(她)的健康史,你可能不需要佩戴个人防护装备。

施救技巧

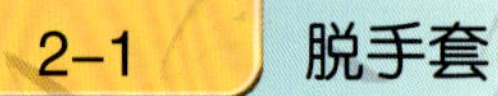

注意:**不要**用不戴手套的手去触碰已戴手套的外面。

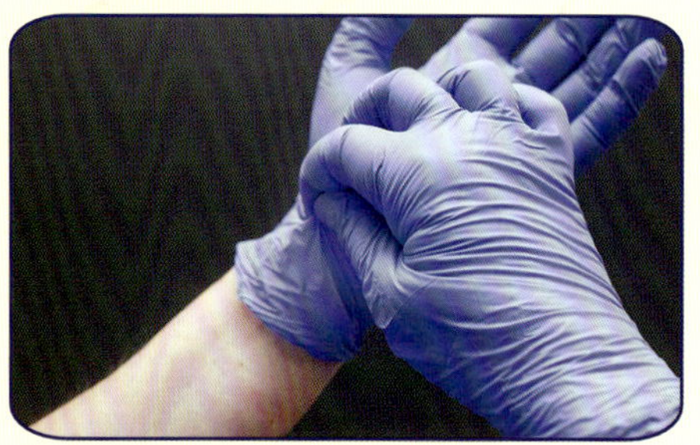

1 先脱掉一只手套。在手腕附近的外侧捏紧手套。

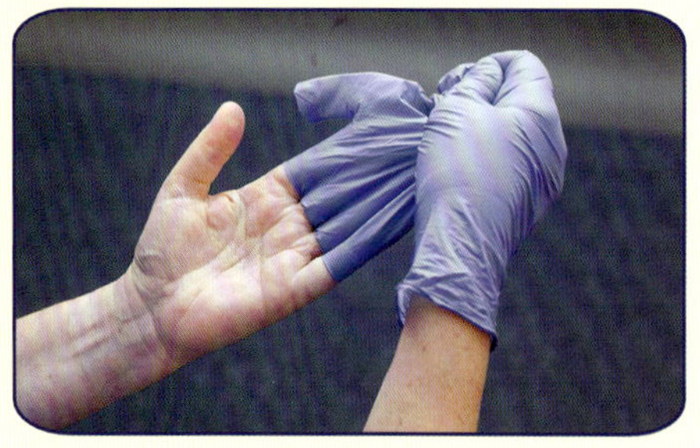

2 轻轻把手套脱下,保持里面朝外。

(待续)

施救技巧(续)

2-1　脱手套

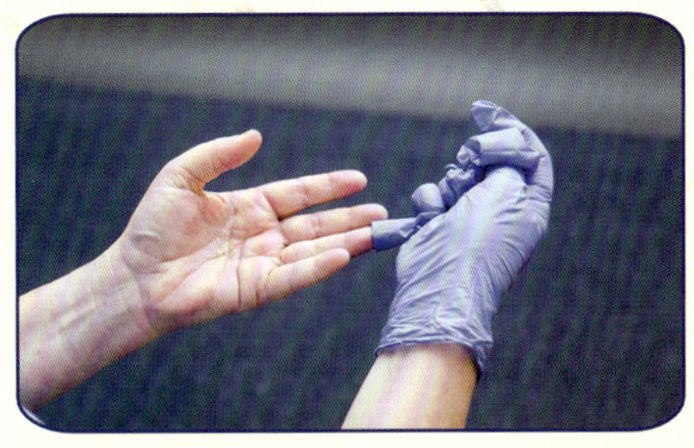

3 脱掉时,用你戴手套的手握住。

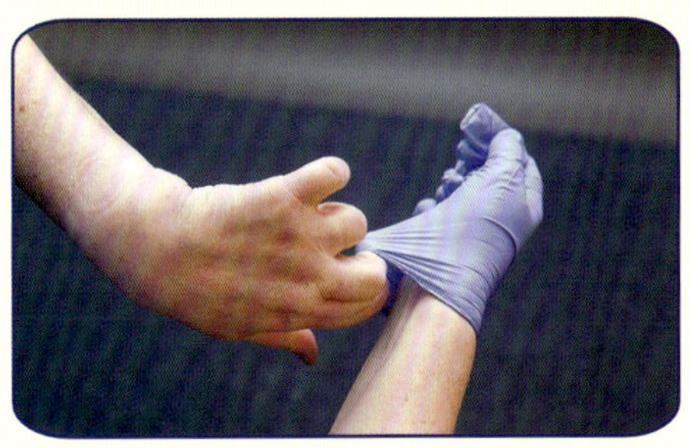

4 脱另一只手套时,用你不戴手套的手的两根手指伸入戴手套的手的腕部。

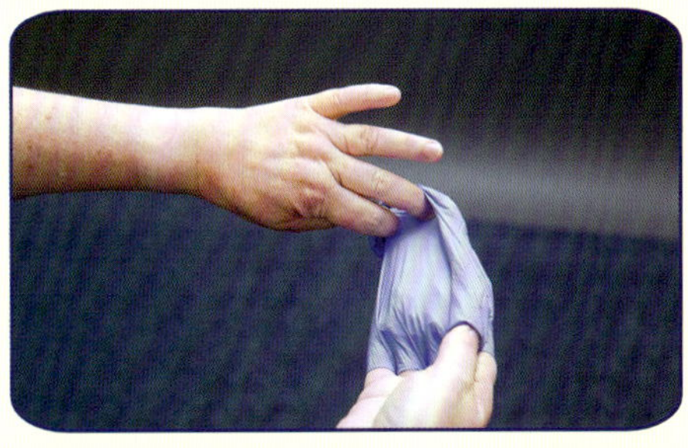

5 轻轻把手套摘掉,保持里面朝外。第一只手套留在第二只手套里面。

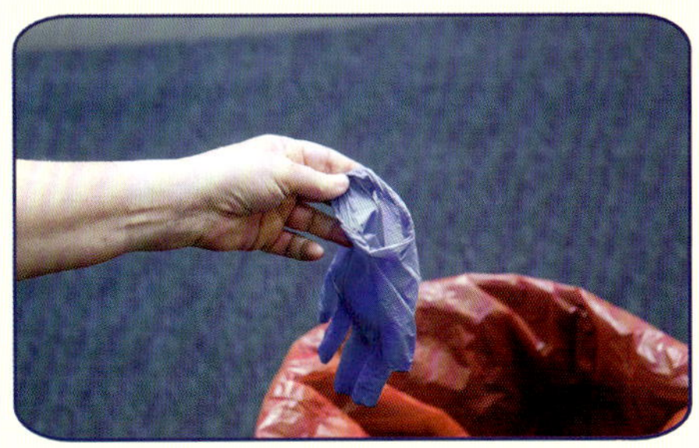

6 把手套弃入密闭塑料袋。用香皂和流动水洗手。如果没有,用含酒精的洗手液。

现场评估

每次面对紧急情况,你需要做出现场评估。当你面对现场时,要问自己一系列的问题(施救流程 2-1)。

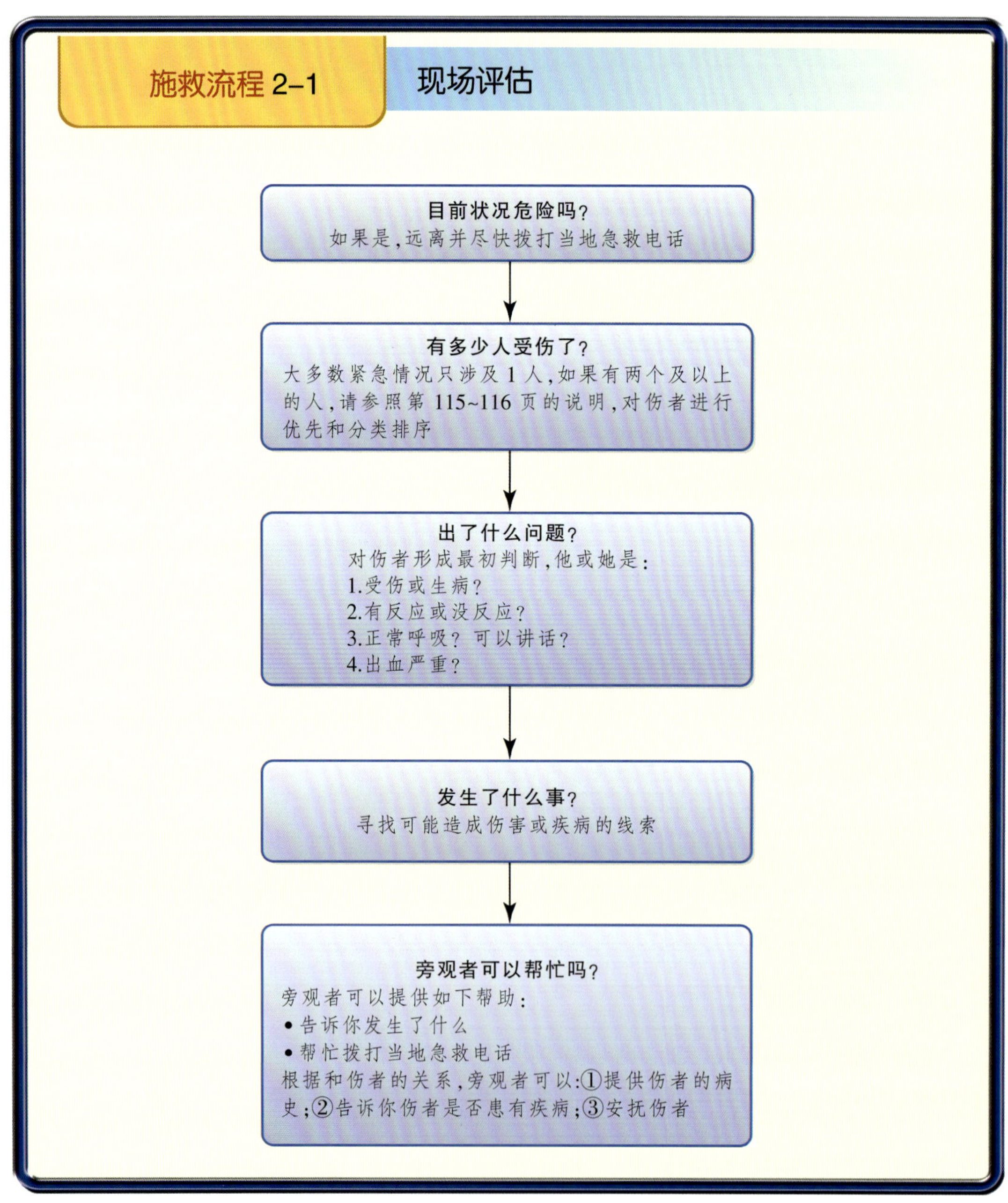

寻求医疗救助

你应该识别什么时候需要医疗救助,并且知道如何获取它。这包括学习如何和何时通过呼叫当地急救电话，寻求急救医疗服务(EMS),如何激活现场应急响应系统，以及如何与中毒控制中心联系(图 2-1)。

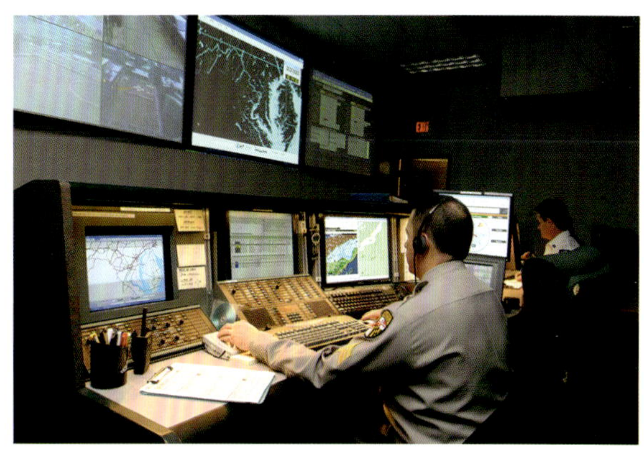

图 2-1　美国 911 调配中心。

什么时候拨打当地急救电话

不是每个切口都需要缝合,也不是每一次烧伤都需要医疗救助。你可能会遇到这样的两难境地:是把伤者送到医院,还是拨打当地急救电话？根据美国急诊医师协会(ACEP)的建议,如果你对以下任一问题回答“是”的话,你应该拨打当地急救电话寻求帮助：

- 目前的状况危及生命吗？
- 在去医院的路上,情况会变得更糟吗?
- 如果你移动伤者,是否会造成进一步的损伤?
- 这个人需要 EMS 的技术或设备吗?
- 距离或交通情况是否会延误伤者到达医院?

如果对上述问题的答案不确定时,请拨打当地急救电话,经验丰富的调度员将会给你建议。不确定时,为了安全最好拨打当地急救电话。

ACEP 还建议有以下情况的人立即转运：

- 呼吸困难,特别是休息时仍无法改善
- 胸部或上腹部疼痛或压迫感,持续两分钟以上
- 静息时心跳加快(每分钟超过 120~150 次),尤其同时伴有气短或晕厥
- 晕倒(昏倒)或无反应
- 说话困难,身体任何部位的麻木或虚弱
- 突然头晕
- 精神状态混乱或改变,不正常的行为,或行走困难
- 突然失明或视力改变
- 伤口流血且按压后也无法止住
- 开放性骨折或腿部骨折
- 溺水

- 窒息
- 严重烧伤
- 过敏反应,尤其是有呼吸困难时
- 极高或低的体温
- 中毒或服药过量
- 突发、严重的头痛
- 任何突发或剧烈的疼痛
- 严重或持续的呕吐或腹泻
- 咳血或呕血
- 行为紧急事件(威胁要杀人或自杀)

当然,这份清单并不包括所有医疗紧急情况的症状。当不确定时,拨打当地急救电话。

如何呼叫医疗救助

拨打当地急救电话时,说话要慢而清晰。给调度员提供以下信息:

- 伤者的位置
- 你的电话号码和名字
- 简要说明发生了什么
- 需要帮助的人数以及现场任何特殊的情况
- 描述伤者的状况和正在做的事情

听清调度员告诉你要做什么,如有必要,请记下说明。在调度员告诉你可以挂掉电话之前,保持电话联系。和需要帮助的伤者待在一起,直到急救医疗服务的人员到达。

美国 911 急救电话

根据美国国家紧急情况协会的数据,在美国和加拿大,超过 98%的区域都覆盖有 911 急救电话服务。许多地区还有增强 911 急救电话,如果电话来自于固定电话,调度员可以看到来电者的电话号码和地址。然而,当你用手机拨打当地急救电话时,由于手机信号只提供大概位置,所以无法识别你的确切位置。所以一定要知道你的确切地址或位置,以提供给当地急救电话调度员。(备注:我国的全国急救电话号码是 120)

▶ 急救的法律问题

法律并没有规定你必须要帮助伤者,但大多数人认为帮助他人是一种道德义务。当你有法律责任时,你必须有所帮助(图 2-2)。

- 职业要求 (如,工作描述)

• 既有关系(如,父子、师生、驾驶员–乘客关系)

《好撒玛利亚人法》(备注:即《见义勇为法》)提供了合理的保护来防止法律诉讼,鼓励人们在紧急情况下帮助他人。美国各州的法律各不相同,但总的来说,必须满足以下条件:

• 你的出发点是好的
• 你提供的护理是不期待补偿的
• 你的行为在你的训练范围之内
• 你的行为不能出现重大过失(疏忽)

过失行为包括:

• 给予不合规范的护理
• 当你有法律义务时没有采取行动
• 造成伤害或损害
• 超过你的训练水平
• 放弃伤者(开始护理后又停止,或在未确定具有同样或更高水平的救助者会继续给予护理措施时离开)

在给予急救之前,一定要征得同意。同意的类型包括:

• 知情:告诉对方你接受过专业培训,你将会做什么,并询问你能否帮忙。
• 默认:假定无反应和无行为能力的人同意。
• 儿童:必须获得其父母或法律监护人的同意,如果无法获得,假定同意。

预防疾病传播

体液(如血液、唾液和粪便)有时可携带致病细菌。采取标准疾病预防措施[亦称全球预防措施(universal precautions)或隔离措施(body substance isolation)](施救流程 2–2),以预防如下疾病:

• 艾滋病/艾滋病毒
• 乙型肝炎病毒
• 丙型肝类病毒
• 结核病
• 脑膜炎

通过戴上防护装备(PPE),避免接触血液和其他体液。PPE 包括:

• 乳胶、橡胶或乙烯基材质的一次性手套(如果可以的话,可使用无乳胶手套,因为有些人对乳胶过敏)(图 2–3)
• 保护眼睛(护目镜)
• 给予 CPR 时使用的人工呼吸防护设备(面罩)(图 2–4)

施救流程 2-2 疾病预防

PPE 是否可以获得？

否 →（转至下一步）

是 →
- 穿戴适当的 PPE
- 如果没有手套，可以将塑料袋套在手上。使用后，即使戴手套，也要洗手

是否有用于洗手的肥皂和流动水？

否 →
- 使用含酒精洗手液。揉搓双手，直到变干
- 如果在工作中发生类似情况，告诉你的上级；否则，联系你的私人医生

是 →
- 用肥皂和流动水清洗接触区域
- 如果眼睛、鼻子或口腔暴露在外，可用大量的水冲洗
- 如果在工作中发生类似情况，告诉你的上级；否则，联系你的私人医生

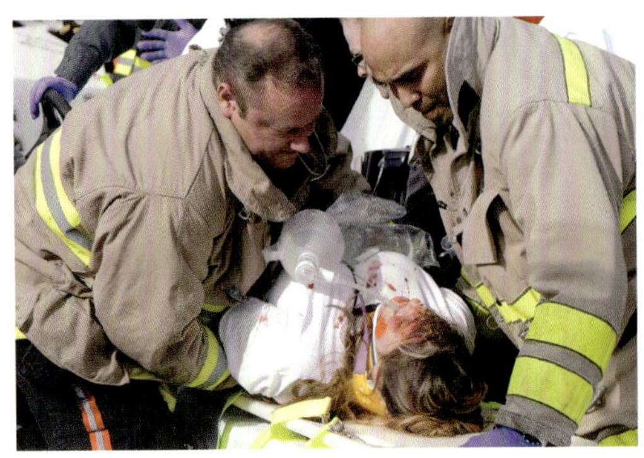

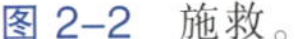

图 2-2 施救。

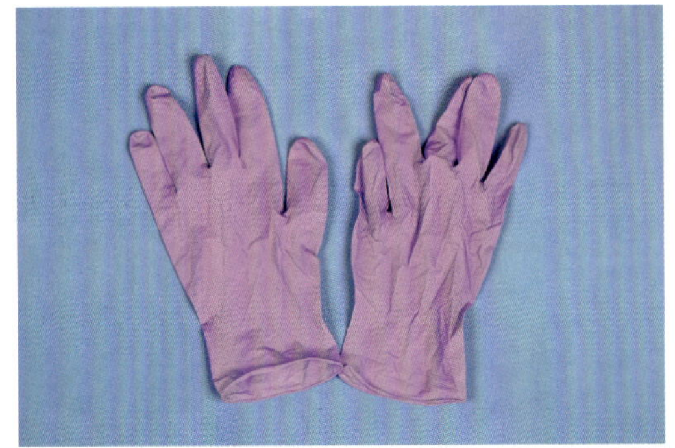

图 2-3 一次性手套。

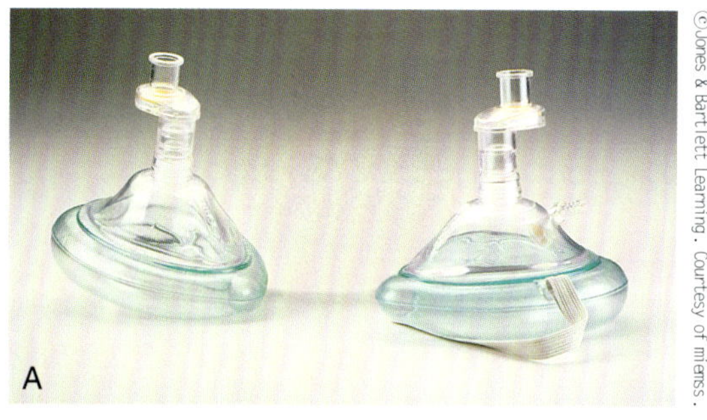

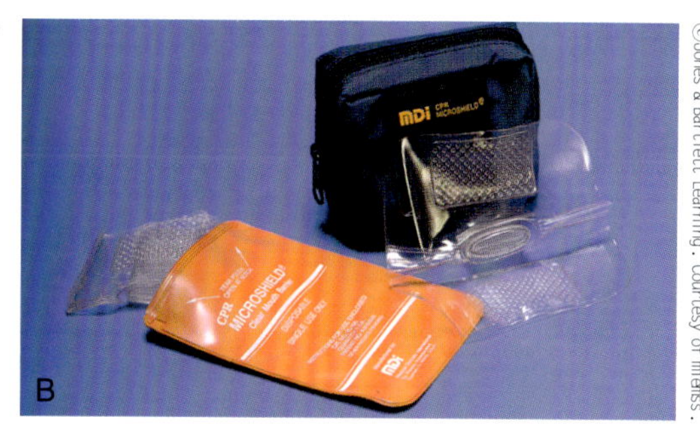

图 2-4　面部及口部防护品。(A)口罩。(B)面罩。

清洁溅出的血液

1.佩戴个人防护用品(PPE)。

2.用纸巾擦净血液。

3.漂白剂按照 1:9 的比例兑水配制溶液,用其喷洒或清洗,然后使其风干。

4.将材料置于生物危险容器中妥善处理。如果没有这种容器,用双层塑料袋包好。

5.完成后,洗手。

如何洗手

如果可能的话,在给予急救之前和之后均按照以下步骤洗手(即使是戴着手套,也要洗手)(图 2-5):

1.用肥皂和流动水洗手(如果可以请用温水)。

2.将手部表面揉搓 15~20 秒。

3.用流动水冲洗掉肥皂。

4.用干净的毛巾或纸巾擦干手。

▶ 发现问题所在

在紧急情况下,你要知道什么该做、什么不该做(施救流程 2-3)。发现问题所在有助于减少恐慌,确保提供安全和适当的急救(施救技巧 2-2)。

俗话说"发现问题,解决问题",这句话就强调了除非你知道问题在哪,否则你就无法提供急救。大多数生病或受伤的人都

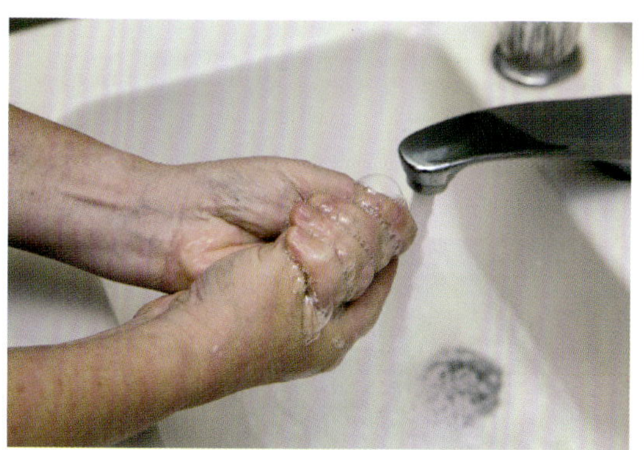

图 2-5　洗手。

施救流程 2-3 发现问题

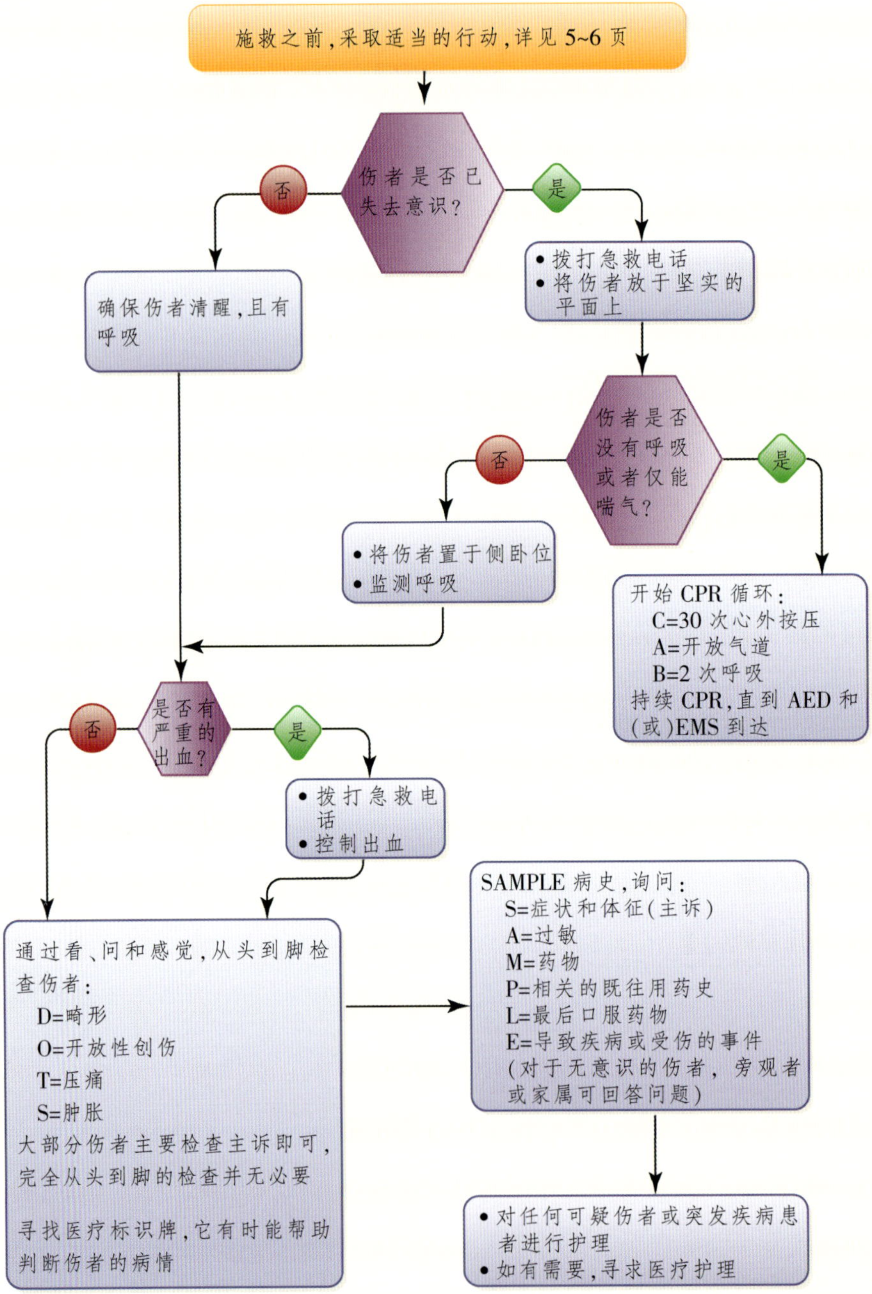

施救之前,采取适当的行动,详见 5~6 页

伤者是否已失去意识?

否:确保伤者清醒,且有呼吸

是:
- 拨打急救电话
- 将伤者放于坚实的平面上

伤者是否没有呼吸或者仅能喘气?

否:
- 将伤者置于侧卧位
- 监测呼吸

是:开始 CPR 循环:
C=30 次心外按压
A=开放气道
B=2 次呼吸
持续 CPR,直到 AED 和(或)EMS 到达

是否有严重的出血?

是:
- 拨打急救电话
- 控制出血

否:通过看、问和感觉,从头到脚检查伤者:
D=畸形
O=开放性创伤
T=压痛
S=肿胀
大部分伤者主要检查主诉即可,完全从头到脚的检查并无必要

寻找医疗标识牌,它有时能帮助判断伤者的病情

SAMPLE 病史,询问:
S=症状和体征(主诉)
A=过敏
M=药物
P=相关的既往用药史
L=最后口服药物
E=导致疾病或受伤的事件
(对于无意识的伤者,旁观者或家属可回答问题)

- 对任何可疑伤者或突发疾病患者进行护理
- 如有需要,寻求医疗护理

不需要完整的评估；你很可能只需要问一下他的主诉(图 2–6)。这个过程使你能够在紧急情况下迅速果断地采取措施。

如果在评估过程中发现了较严重的问题，停止评估并提供治疗。对于涉及某种疾病的主诉，你无须诊断出疾病的确切原因。相反，要确定它是否严重到需要医疗服务。医疗标识牌有时能帮助识别一个人的问题(图 2–7)。如果患者需要医疗救助，请将你在评估过程中发现的信息转达给 EMS 人员或卫生护理人员。

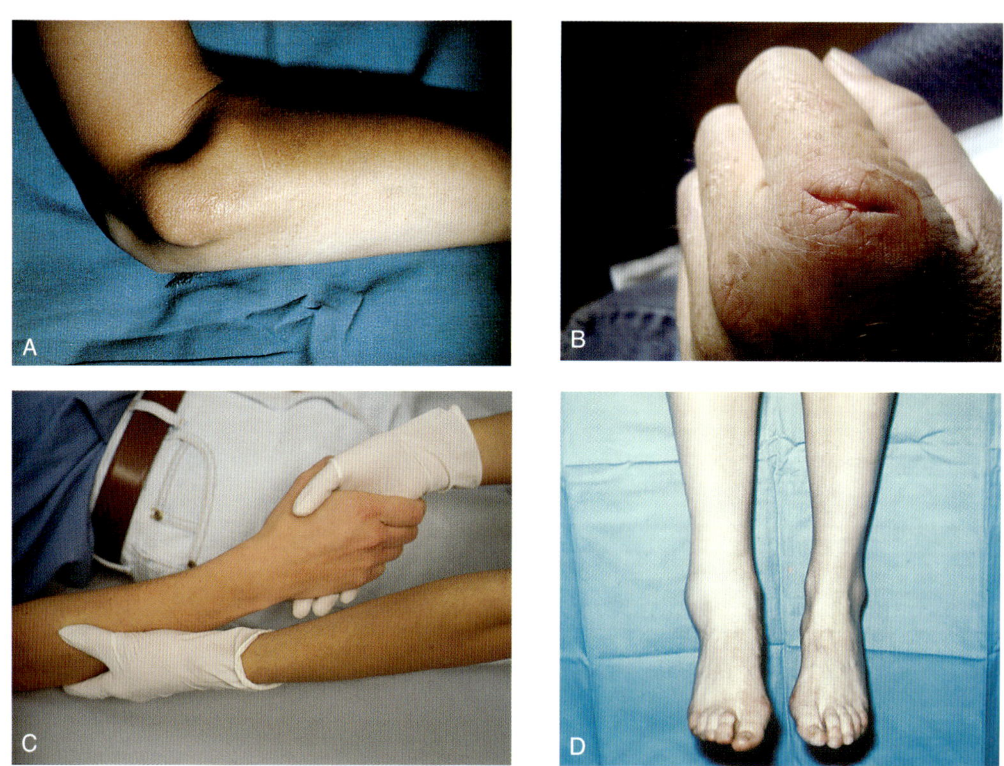

图 2–6　通过看、问和感觉，从头到脚检查伤者。(A)畸形。(B)开放性创伤。(C)触痛。(D)肿胀。

施救技巧

2-2 发现清醒且有反应的伤者的问题所在

1 初级评估

眼神交流,自我介绍,问问自己是否能帮上忙。

- 问“发生了什么事?”和“你哪里受伤了?”
- 检查身体是否有严重的出血。如果有,控制出血。
- 如果受伤严重,拨打急救电话,或者叫其他人拨打电话。

将伤者移到一个舒服的位置(躺下或倚靠在固定物体上)。

2 二次评估

通过看、问和感觉,从头到脚检查伤者:

- D=畸形
- O=开放性创伤
- T=触痛
- S=肿胀

寻找有医疗识别牌的项链或手环。

SAMPLE 病史

使用 SAMPLE 助记法帮助你寻找疾病。询问:

- S=症状和体征(主诉)
- A=过敏
- M=药物
- P=相关的既往用药史
- L=最后口服药物
- E=导致疾病或受伤的事件

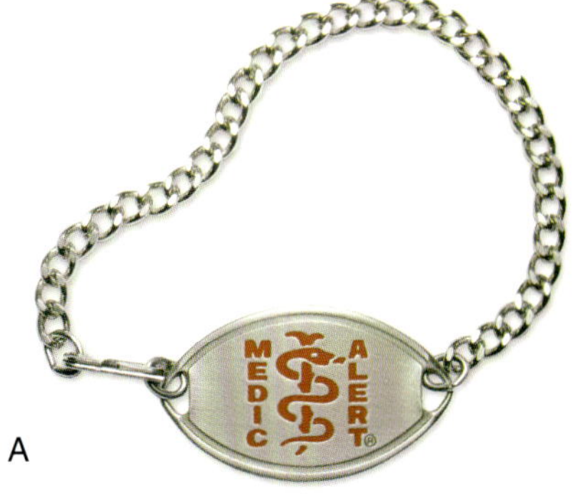

A

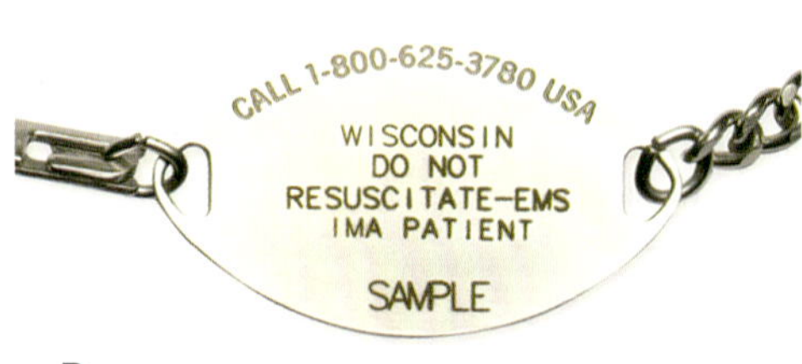

B

图 2-7 医疗识别标识牌。(A)正面,(B)背面。

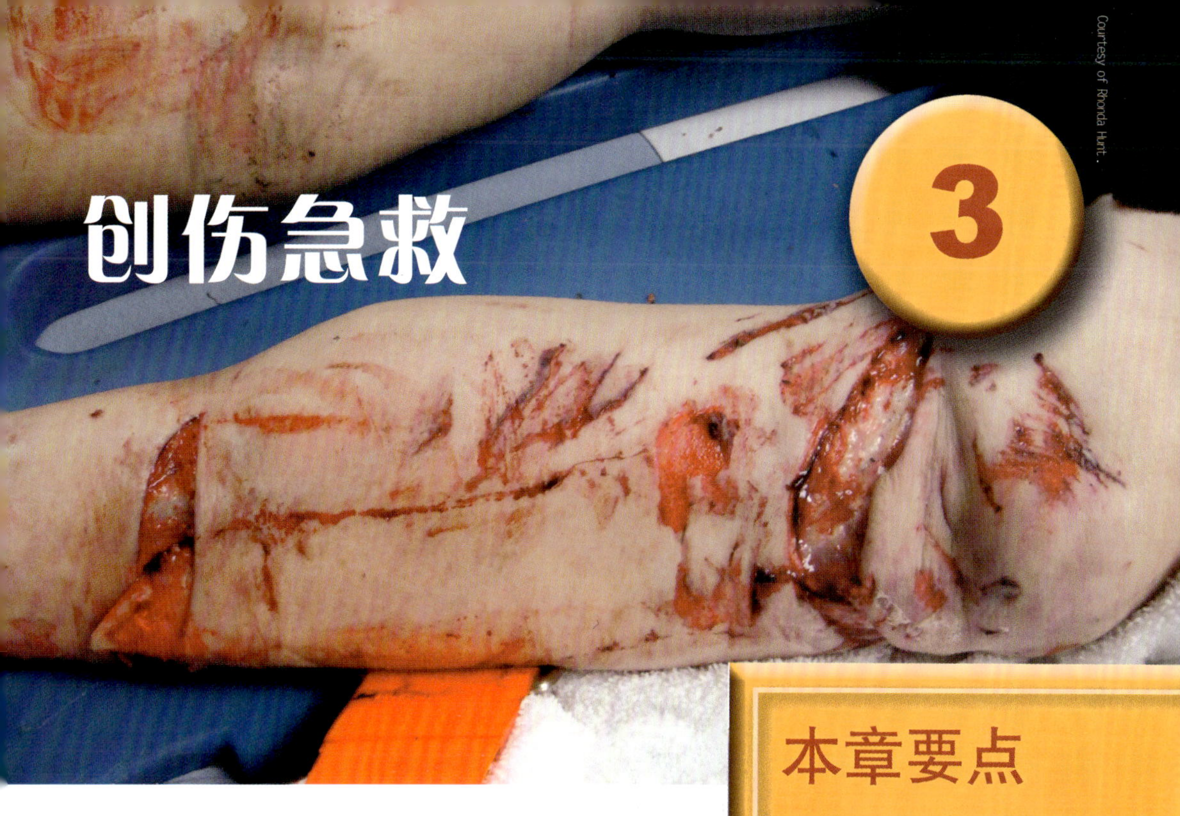

3 创伤急救

本章要点

- 止血
- 伤口护理
- 水疱
- 鼻部受伤
- 牙齿受伤
- 眼部受伤
- 耳部受伤
- 异物嵌入
- 断肢和撕脱伤
- 头部受伤
- 脊柱受伤
- 胸部受伤
- 腹部受伤
- 骨骼、关节和肌肉受伤
- 烧伤

止血

在施救之前，根据第5~6页的描述采取适当的行动。

为避免接触血液，请使用一次性医疗手套。如果没有手套，可以使用塑料袋、纱布或干净的布。如果可能的话，可以让伤者用自己的手施加压力。

按照以下步骤止血(施救技巧3–1)：

• 把纱布包扎在伤口上。如果没有，就用戴着手套的手。

• 使用手指或手掌的平面部位和(或)压力绷带(如绷带卷)直接施加压力(图3–1)。

• 如果纱布被血浸透，再敷上更多的纱布，更用力并加大范围地按压伤口。

• 不要移动刺入的物体或对其施加任何压力。

• 不要对头部的伤口施加压力(相反，要将大量纱布轻敷在伤口上)。

• 不要抬起手臂或腿，或将压力施加在按压点上止

施救技巧

3-1 止血

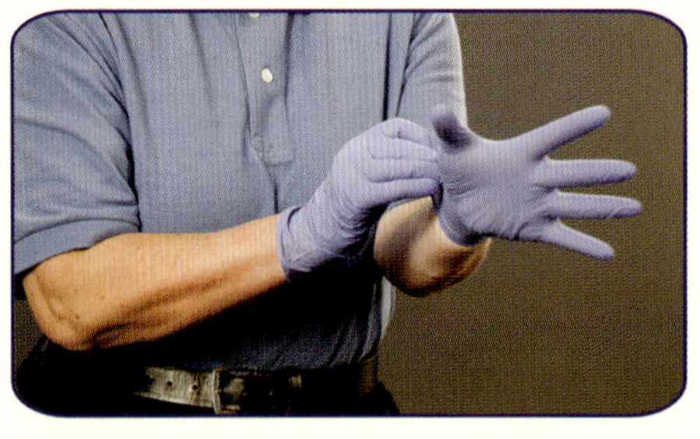

1 戴上手套,暴露伤口。如果没有手套,可以用塑料袋、纱布、干净的布覆盖伤口。如果这些也没有,让伤者用自己的手施加压力。

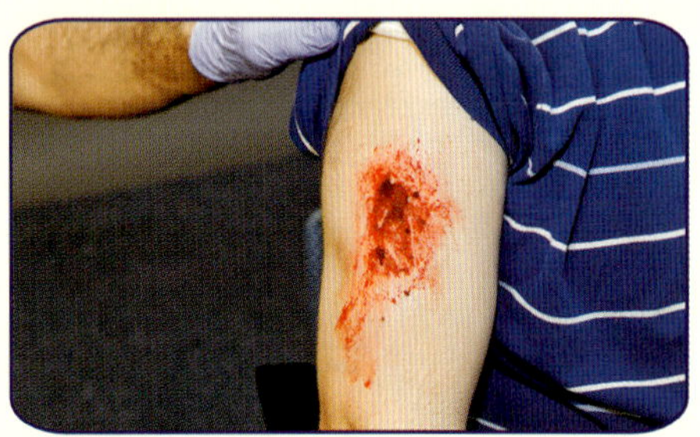

2 用无菌或清洁的纱布覆盖伤口。

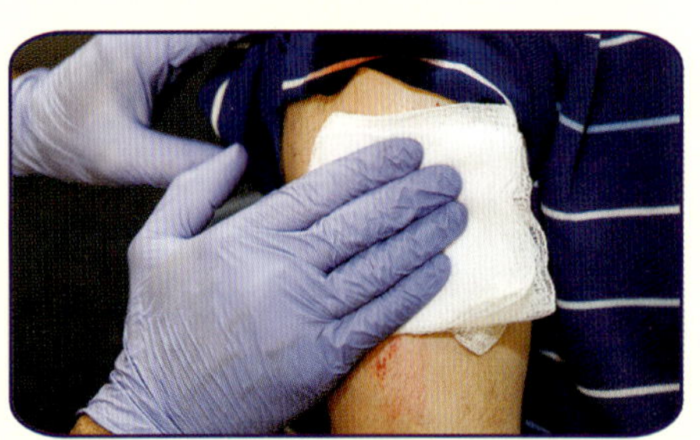

3 用手指或手掌的平面部位直接按压伤口,直到流血停止。如果没有纱布,就用戴着手套的手。

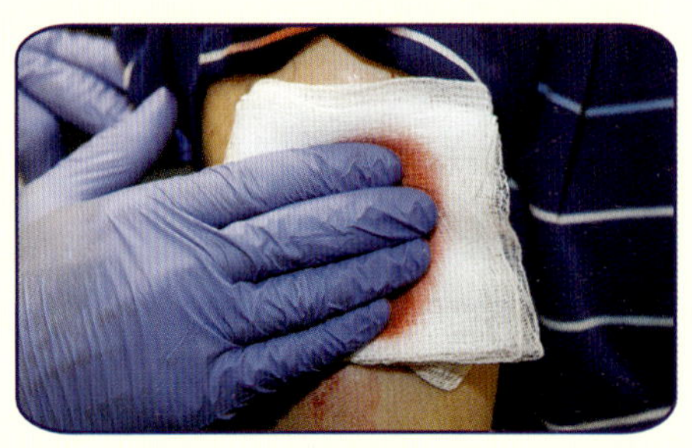

4 如果10分钟内出血不能止住,在原来的部位增加更多的纱布,更用力并加大范围地按压伤口。不要把浸透的纱布去除,而是在旧的纱布上添加新的纱布。

(待续)

施救技巧(续)

3-1 止血

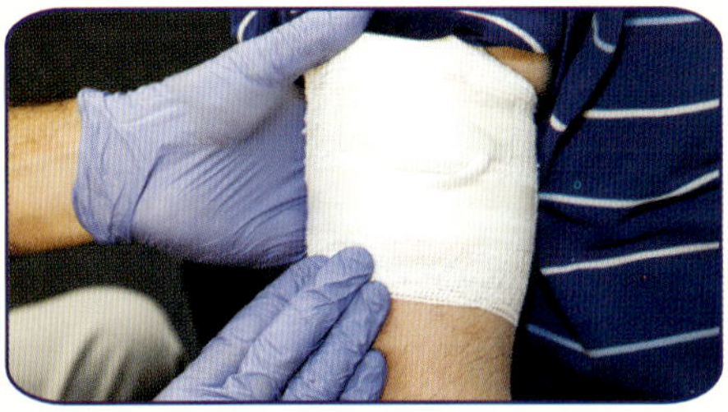

5 用绷带把纱布固定好。

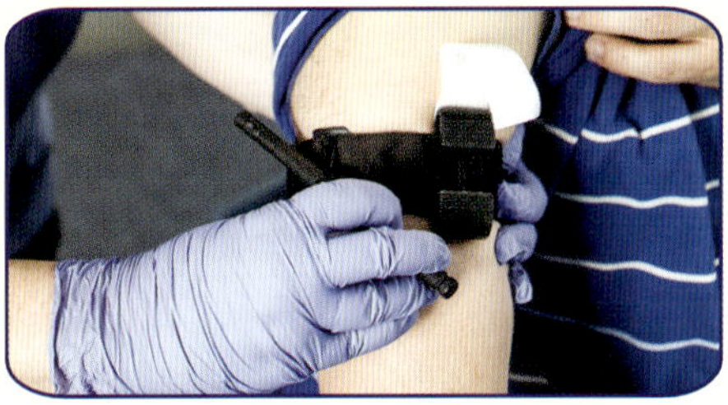

6 如果仍持续出血,拨打当地急救电话。为了挽救生命,手臂或腿上严重的出血(如喷出或流出),如果直接按压不能止血,可以考虑使用止血带(见施救技巧 3-2 和施救技巧 3-3)。

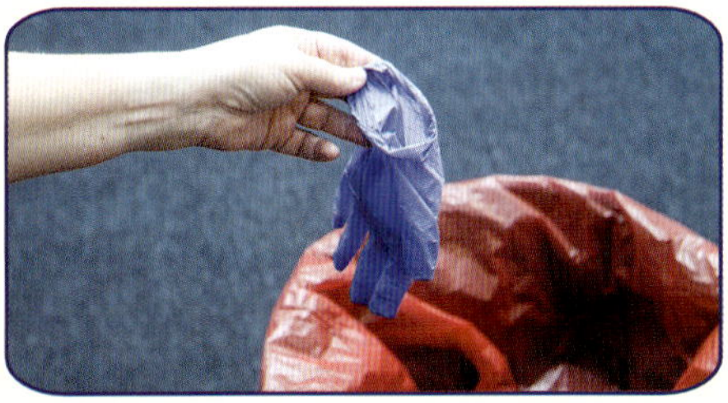

7 在流血停止后,正确处理手套并洗手。

血。没有证据表明这些技术是有效的,它可能会加重其他伤害,或者延迟使用更有效的方法。在按压点(如肱动脉、股动脉)上施加压力有时是困难的。

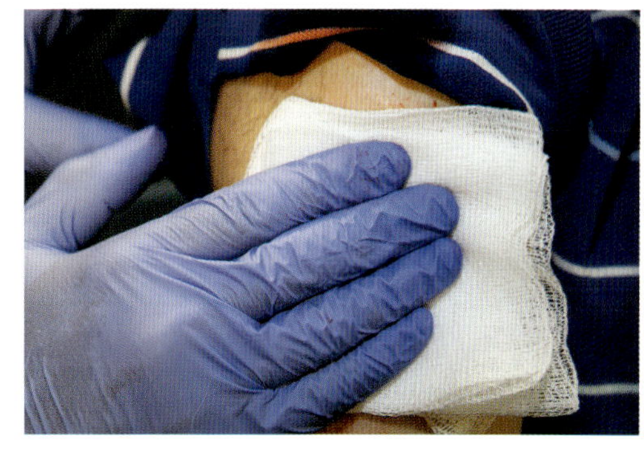

图 3-1 直接按压。

表现	处理
出血控制	1.处理伤口(见第23~26页)。 2.如有需要,寻求医疗护理,以清洗、缝合或注射破伤风疫苗。
出血持续	1.在伤口上方2~3英寸(5~7cm)使用止血带(图3-2)。 • 止血带只在手臂和腿上使用。 • 把止血带收紧,直到血止住,然后把它固定好。如果仍在出血,在第一个止血带附近再绑一条。 2.正规生产的止血带比简易止血带更有效(施救技巧3-2)。如果没有正规的止血带,可以应用简易止血带(施救技巧3-3)。 • 止血带绑在伤口上方2~3英寸(5~7cm)处,之前先在手臂或腿上绑一圈柔软的材料(如,折叠的三角绷带)。 • **不要**使用狭窄的材料[如,皮带、绳子;止血带应该是2~4英寸(5~10cm)宽]、弹性材料或橡皮筋。 • 在手臂或腿上系上一个半结或单结,然后在上面放一个短的坚硬物体(如,棍、螺丝刀)。然后,在坚硬物体上系一个方结。 • 将坚硬的物体旋转,直到流血停止。 • 将坚硬物体固定在适当的位置,以防止血带松开。 3.**不要**盖住、松开或移动止血带。把"TQ"(代表止血带)和其开始使用的时间写在胶带上,贴在伤者的额头上。 4.如果无法做到这些请拨打急救电话,或开车将伤者送至医疗机构。
出血仍在继续	1.当有以下情况时使用止血纱布: • 直接按压无法控制出血。 • 止血带无法获得,无效,或者无法使用(如,伤口在腹部、胸部、背部)。 2.用止血纱布按压伤口,然后给予局部加压包扎。某些止血纱布已被证明是安全有效的(图3-3)。 3.如果还是没有止血,拨打急救电话。

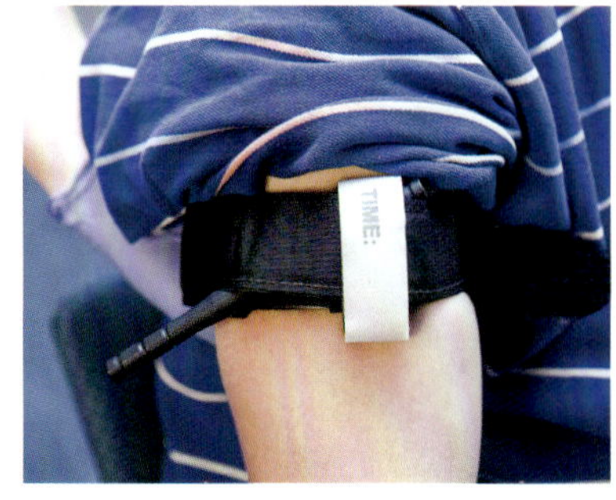

图3-2 止血带是束缚于肢体的止血装备。

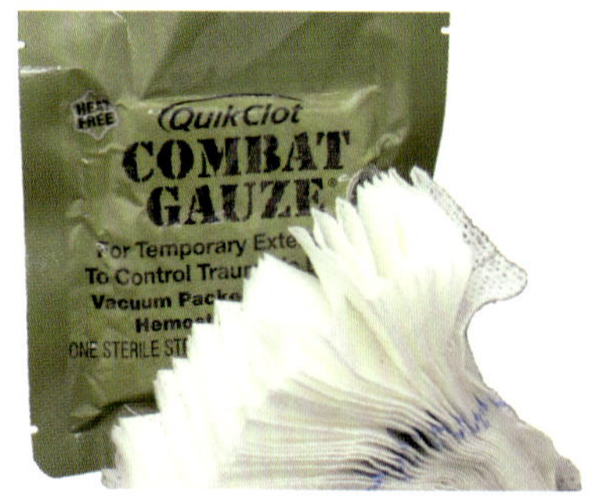

图3-3 止血纱布是带有止血药物的纱布质材料。

施救技巧

3-2 使用正规的止血带

当直接按压不能止血时，用止血带来挽救生命（见施救技巧 3-1：止血）。如果仍没有止血，拨打急救电话。

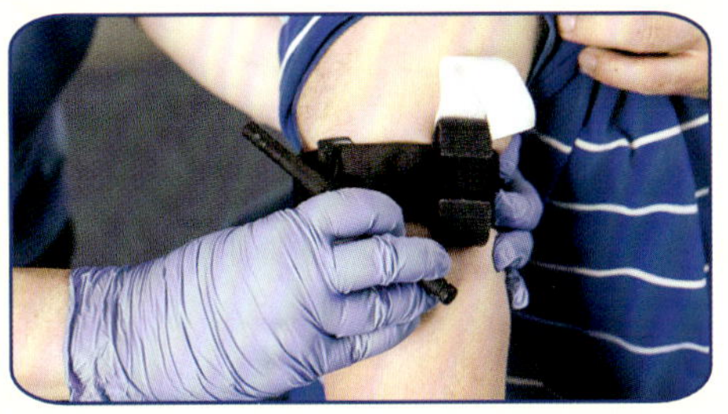

1 将止血带牢牢地固定在伤口上方 2 英寸（5cm）左右的位置。除了胳膊和腿，**不要**在其他部位使用它。**不要**把它用在关节上。

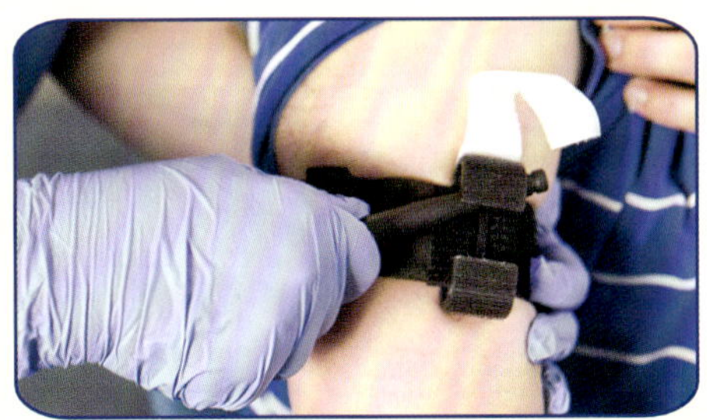

2 收紧止血带，直到止血。把杆固定好。

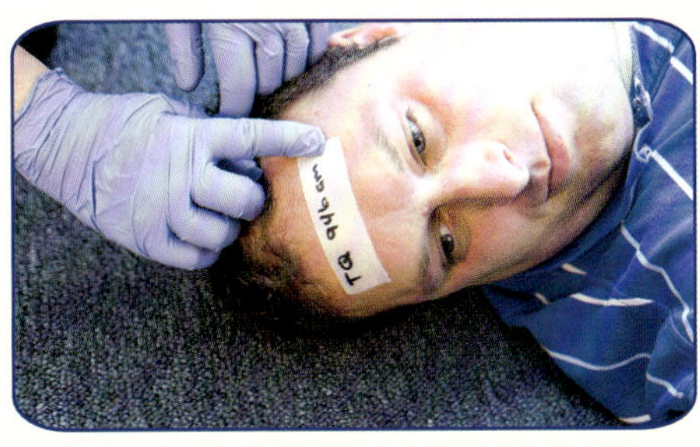

3 把“TQ”（代表止血带）和开始使用的时间写在胶带上，贴在伤者的额头上。**不要**把止血带盖住。**不要**松开止血带。

施救技巧

3-3 使用简易止血带

在直接按压无法止血,正规的止血带无法获得的情况下,用简易止血带来挽救生命(见施救技巧3-1)。如果仍无法止血,拨打当地急救电话。

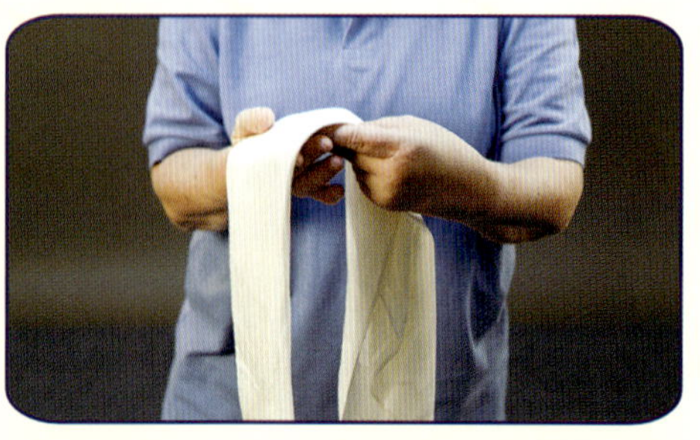

1 用三角绷带、宽的绷带或类似的布条,折叠成大约2英寸(5cm)宽、几层厚的长带。**不要**使用窄细的材料(如,电线、绳索等)。

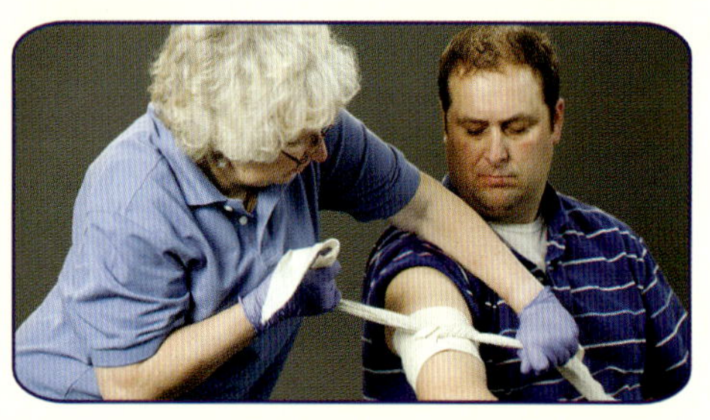

2 在伤口上2英寸(5cm)处用止血带绕手臂或腿两圈,然后打一个结(单结)。止血带下放一些填充物。除了胳膊和腿,**不要**在其他部位使用。关节上**不能**使用。

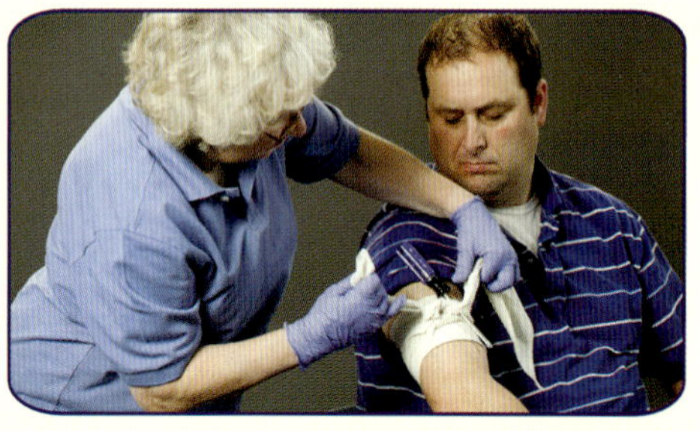

3 在结上面放一个短的坚硬的物体(例如,棍、螺丝刀)。然后,在坚硬物体上打一个方结。

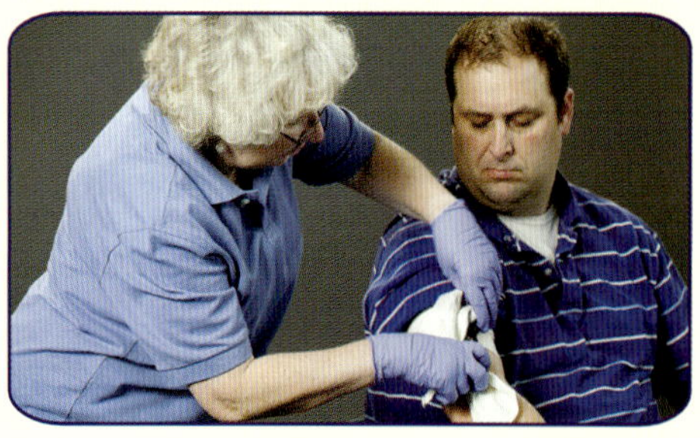

4 旋转坚硬的物体,直到流血停止。用布条或胶带固定好坚硬的物体,防止止血带松开。

(待续)

施救技巧(续)

3-3　使用简易止血带

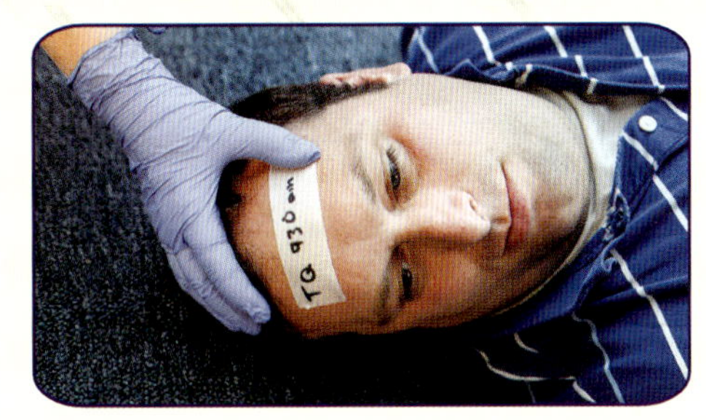

5 把“TQ”(代表止血带)和开始使用的时间写在胶带上,贴在伤者的额头上。**不要**把止血带盖住。**不要**松开止血带。

▶ 伤口护理

如果可能,在清洗伤口前后,用肥皂和流动水用力清洗双手。如果没有水,可以使用乙醇洗手凝胶。

浅表的伤口

1.用温水或室温的流动水,用或不用肥皂,轻轻地清洗伤口内部和周围。冷水和温水一样有效,但不舒服。如果没有流动水,可以使用任何清洁水源。

2.用加压水(如,自来水)冲洗伤口内部(图 3-4),然后拍干。

3.如果再次出血,直接按压。

4.如果患者对药物不敏感,在伤口上涂上一层薄薄的抗生素药膏。**不要**使用双氧水、乙醇或碘剂。

5.用无菌、干净的纱布或绷带包扎伤口。

严重的伤口

1.对于高感染风险的伤口(如,动物咬伤,非常脏或不平整的伤口,穿刺伤口),尽可能地清洁。

2.用绷带固定无菌或清洁的纱布。

3.关注休克;避免寒战或高热。

何时寻求医疗护理

美国急诊医师协会指出,出现下列任何一种情况应寻求医疗护理:

施救技巧

3-4 应用绷带包扎前臂(螺旋法)

包扎前臂用 2 英寸(5cm)的绷带,包扎腿部用 4 英寸(10cm)的绷带。

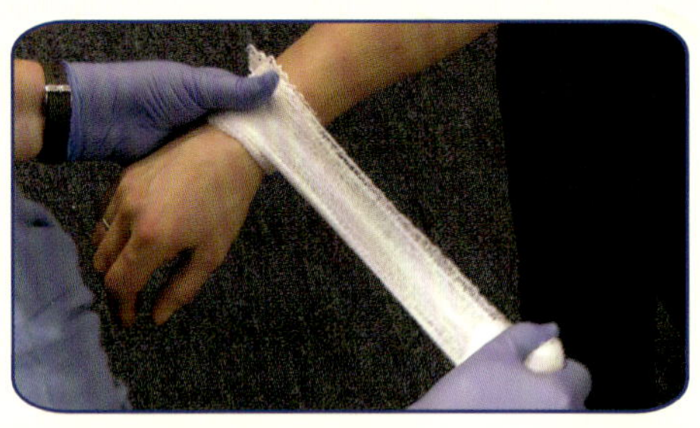

1 以纱布的边缘从下方开始,将绷带做两次直角反折。

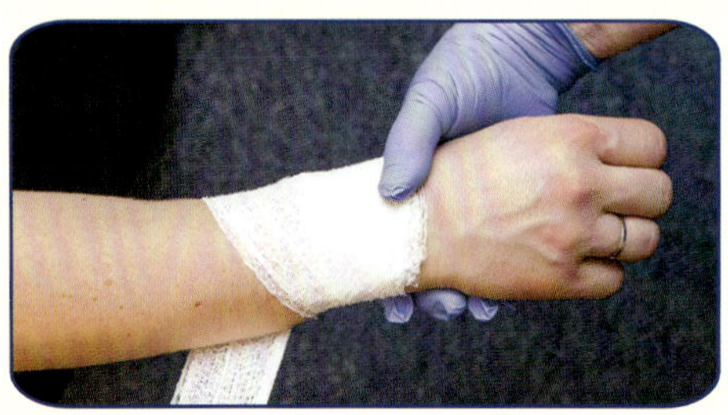

2 向上裹住手臂或腿更宽的部位,使绷带更牢固。

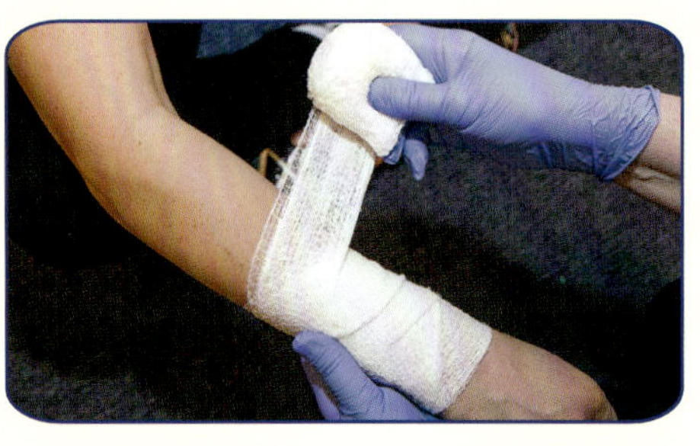

3 将绷带反复进行十字交叉反折,在手臂或腿上不断向前推进,每绕一圈应遮住前一圈的绷带。

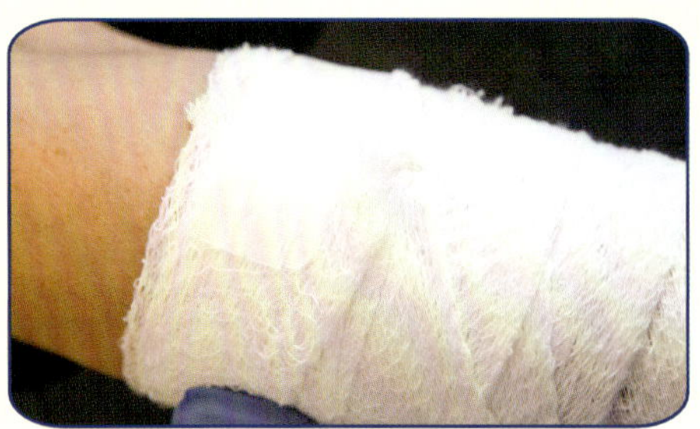

4 最后将绷带缠绕两圈,使其牢固。

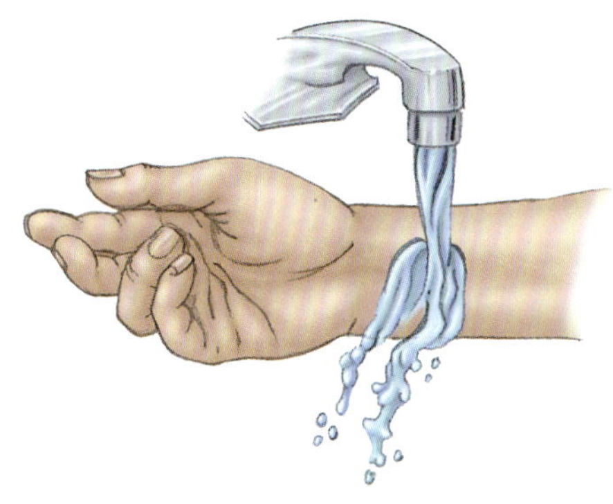

图 3-4　冲洗伤口。

- 需要缝合的长或深的伤口
- 伤口越过关节
- 伤口来自动物或人类的咬伤
- 伤口可能会损害身体某些部位的功能，如眼睑或嘴唇
- 伤口造成皮肤全层的切除，比如切掉指尖
- 金属物造成的伤口或穿刺伤
- 伤口越过可能骨折的部位
- 深的、锯齿状的或开放性伤口
- 伤口造成了神经、肌腱或关节的损伤
- 伤口内有异物，例如泥土、玻璃、金属或化学制品
- 有感染迹象的伤口，如有发热、肿胀、发红、有刺激性气味或脓性液体流出的伤口
- 伤口造成运动或感觉障碍，或疼痛加剧

如果出现以下任一种情况，立即拨打急救电话：

- 用纱布或绷带固定、压紧几分钟后，伤口仍在流血
- 有休克迹象
- 颈部或胸部的伤口造成呼吸困难
- 眼球上的伤口
- 要截肢或部分截肢的伤口
- 导致中重度疼痛的腹部深伤口

感染性伤口

- 任何伤口，无论大小，都可能被感染。适当的清洁有助于预防感染。

表现	处理
• 伤口周围肿胀和发红 • 与周围相比,温度升高(即,伤口温度更高) • 搏动痛 • 有脓流出 • 发烧 • 淋巴结肿胀 • 从伤口向心脏方向有一条或多条红色的条纹(这是感染蔓延的一个严重迹象)	1.将伤口浸泡在温水中,或者在感染的伤口上敷以温热的湿敷包。剥离伤口边缘以排出脓液。 2.应用抗生素软膏。 3.每天换几次纱布。 4.给予止痛药。 5.如果感染变得严重,请寻求医疗护理。

水疱

提供救助之前,采取适当的措施,见第 5~6 页。

以下步骤是针对摩擦起的水疱(图 3–5)。该步骤**不适用于**毒素引起的水疱、烧伤及冻伤引起的水疱。

表现	处理
感觉热的区域 (由摩擦引起的疼痛、红色区域)	1.根据可使用的材料和水疱的位置,通过以下的方法来减轻该部位的压力: • 水疱贴 (Blist-O-Ban) • 外科胶带 (Micropore paper tape) • 弹性绷带(Elastikon) 2.修剪和缠绕胶带的边缘,防止它脱落。
水疱是闭合的,不是很疼	根据可使用的材料和水疱的位置,使用之前讨论过的最合适的方法
水疱是闭合的,非常疼	1.用乙醇棉球清洁水疱和针。 2.用针在水疱的底部扎几个小洞(图 3–6)。**不要**扎一个大洞。轻轻地把液体挤出来。除非被撕开,否则**不要**把水疱顶部撕掉。 3.当胶带被撕掉时,用纸带来保护水疱的顶部不被撕掉。 4.用弹性胶带封住纸带。 5.修剪和缠绕胶带的边缘,防止它脱落。 6.注意感染的迹象。
水疱破裂,很疼	1.用剪刀仔细修剪死皮。 2.然后在破皮贴个水疱贴(Spenco 2nd Skin)。 3.用纸带盖住水疱贴。 4.用弹性胶带封住纸带。修剪和缠绕胶带的边缘,防止它脱落。 5.注意感染的迹象。

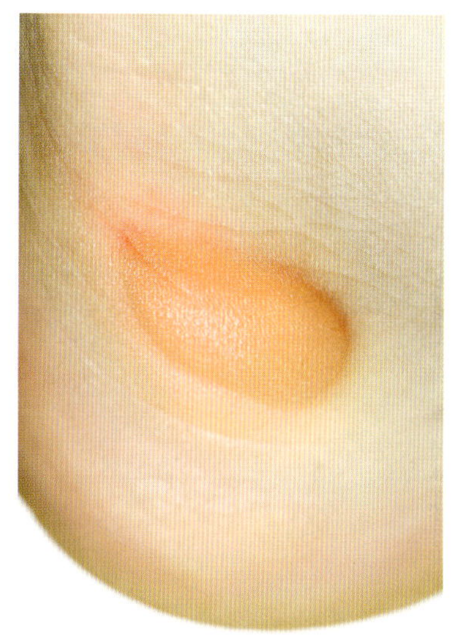

图 3–5　摩擦导致的水疱(闭合的)。

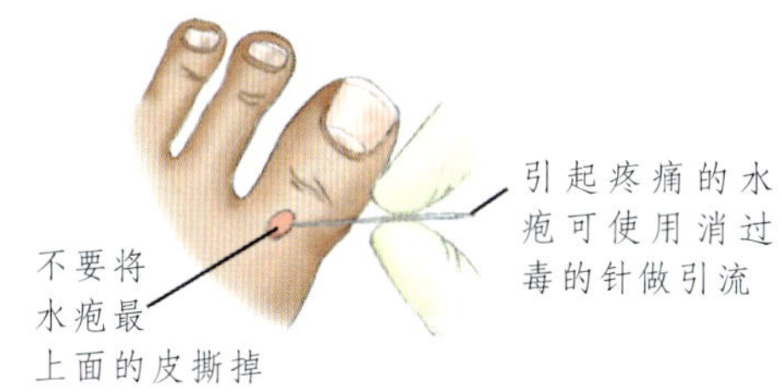

图 3–6　水疱的处理。

鼻部受伤

在提供帮助之前，采取适当的措施，见第 5~6 页。

表现	处理
鼻子受伤 • 受到重创 • 有可能畸形	1.注意鼻出血。 2.冰敷 15 分钟。 3.医疗护理可能延迟。 4 **不要**试图使弯曲的鼻子变直。
鼻出血 • 肿胀 • 出血 • 呼吸困难	1.如果鼻子被击中，注意有无骨折。 2.让伤者微微前倾(图 3–7)，**不要**把头后仰或躺下。 3.将鼻孔捏紧 10 分钟。用嘴呼吸，不要吞下血。 4.如果出血仍没停止，让伤者轻轻擤鼻子以去除无效的血凝块。将鼻孔再次捏紧 10 分钟。 5.除了捏紧鼻子，尝试其他方法，比如在鼻孔里冰敷或喷洒减轻充血的药物。 6.通常不需要医疗护理。如果出血再次发生或鼻子破裂，请寻求医疗护理。
鼻腔异物(主要发生在儿童身上)	尝试以下方法清除异物： 1.捏住另一侧鼻孔，轻轻地擤鼻子。 2.如果物体可见，用镊子把它夹出来。**不要**把它推得更深。 3.试试闻胡椒打喷嚏的方法。 4.如果物体不能取出，寻求医疗帮助。

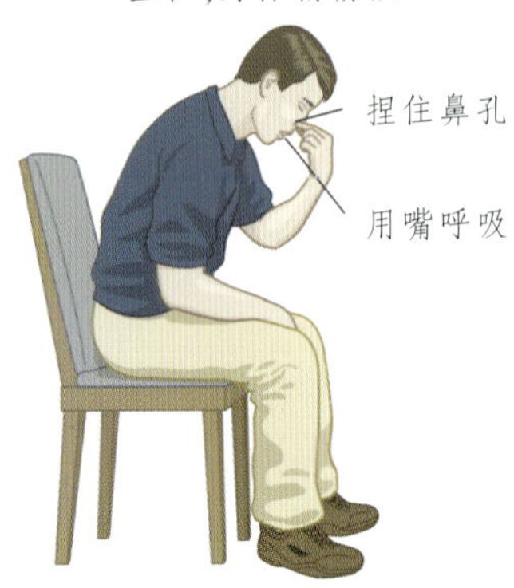

图 3–7 伤者坐位,捏住鼻子以停止鼻出血。

牙齿受伤

在提供救助之前,采取适当的措施,见第 5~6 页。

在大多数情况下,牙部损伤请尽快寻求牙科治疗。

表现	处理
牙疼	1.用温水把嘴冲洗干净。 2.用牙线清洁任何残存的食物。 3.脸颊外侧冰敷以减少肿胀。 4.如果可能,用棉签将疼痛的牙齿上涂上丁香油(丁香酚)。 5.**不要**把阿司匹林放在疼痛的牙齿或牙龈上。 6.服用止痛药(如,对乙酰氨基酚,布洛芬)。 7.求助牙医。
牙齿破碎(图 3–8)	1.收集所有的牙齿或牙齿碎片。根据受伤的严重程度,牙医可能会重新接上它们。 2.用温水把嘴冲洗干净。 3.对于受伤部位肿胀,在脸颊外侧敷一个冰袋。 4.对于疼痛,让伤者保持口腔关闭尽量少接触空气。另外,可以考虑使用止痛药。 5.如果怀疑下颌骨折,在下颌和头顶上缠上绷带,稳定下颌。 6.尽快找牙医。 7.把掉的牙齿碎片保存起来运送(见下文)。

(待续)

（续表）

表现	处理
牙齿脱位(图 3-9)	1.尝试将牙植回原位(只有当它是恒牙的时候) • **不要**碰触牙根。 • 如果牙齿脏了，用温水洗净。**不要**擦洗或去除任何附着的组织碎片。 • 轻轻地把牙齿向下推入牙槽，这样顶部就会与相邻的牙齿持平。伤者可以轻咬牙齿之间的纱布或手帕。 2.如果不能植牙，把脱落的牙齿保存在溶液里(按优先顺序排列)： • Hanks 平衡盐溶液 • 蛋清 • 椰子汁 • 全脂牛奶 如果这些都没有，把牙齿放在盛有伤者唾液的小容器里。**不要**把牙齿放在嘴里。**不要**把它储存在水里。 3.尽快找牙医。
牙齿感染或脓肿 • 受伤牙齿周围的牙龈肿胀 • 口臭 • 用金属（如，勺子把）敲打牙齿疼痛加剧	1.让伤者每天用温水清洗口腔数次。 2.给予止痛药。**不能**服用阿司匹林，也**不能**把阿司匹林放在牙齿或牙龈组织上。 3.脸颊冰敷可能有帮助。 4.用牙线清洁残存的食物。 5.寻求牙医。
龋齿 • 对热、冷或甜敏感 • 触觉敏感，用金属(如，勺子把)敲打牙齿疼痛增加	1.让伤者每天用温水清洗口腔数次。 2.用棉签蘸取丁香油擦拭口腔以减轻疼痛。不要涂抹到牙龈或嘴唇，或脸颊内侧。 3.如果可以的话，可使用暂时的牙腔替代物，还可以选择使用无糖口香糖或蜡油。 4.寻求牙医。
口腔出血	1.让血液从口腔排出。 2.舌头出血，在伤口上敷上纱布并施加压力。 3.嘴唇受伤，在嘴唇和牙龈之间放上纱布卷。在嘴唇外边用纱布按压。 4.寻求医疗护理。

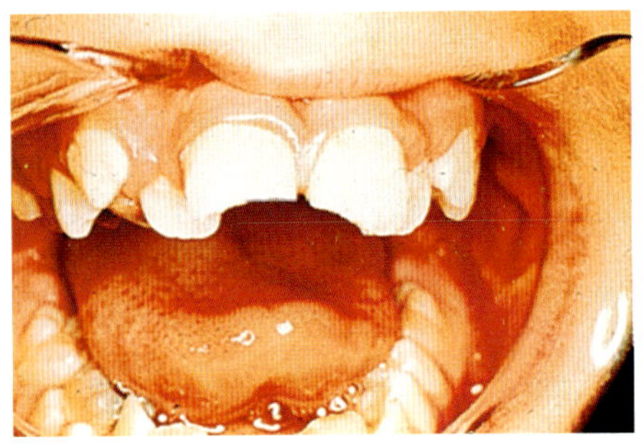

图 3-8 牙齿断裂。

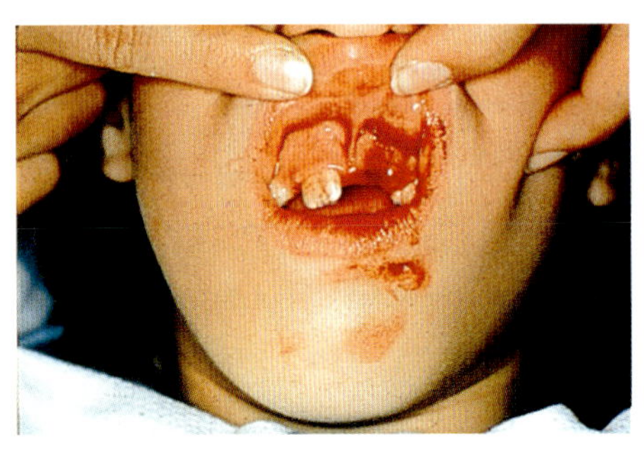

图 3-9 牙齿脱落。

眼部受伤

在提供救助之前,采取适当的措施,见第 5~6 页。

所有的眼部受伤均应寻求医疗护理。不要以为眼部受伤是轻微的。一些眼部受伤需要尽快拨打急救电话。医疗护理也应关注双眼视力、疼痛或视力下降的问题。

表现	处理
眼部打击伤	1.眼睛周围冰敷 15 分钟。**不要**把冰敷袋放在眼睛上。 2.让伤者闭上眼睛。 3.寻求医疗护理。
眼部进入松散的异物	依次按照以下步骤进行: 1.让伤者眨几次眼睛。 2.翻开上下眼睑。 3.用干净的温水轻轻冲洗眼睛。 4.把眼睑抬起,用棉签擦拭。如果看到异物,用湿纱布的一角把它擦掉。 5.如果成功了,通常不再需要医疗护理,除非有持续的疼痛或瘙痒的症状。
异物插入眼睛	1.**不要**移除异物。 2.如果是长的异物,在其周围放置填充材料防止异物移位,并将一个纸杯或类似物品置于该物之上,以起到保护作用。 3.如果是短的异物,在眼部周围放一个环形的垫子,然后用绷带固定住。 4.覆盖双眼;未受伤眼睛的动作会引起受伤眼睛的动作。 5.让伤者平躺。 6.尽快拨打急救电话。

(待续)

（续表）

表现	处理
眼球切割伤	1.**不要**对眼睛施加压力。 2.用纱布盖住双眼，然后用绷带包住头部以固定。 3.拨打急救电话，或开车尽快送往医疗机构。
化学、烟雾或其他刺激物对眼睛的损伤	1.睁大眼睛，用温水冲洗至少 15 分钟，或者一直冲洗直到紧急医疗服务(EMS)人员到来。如果没有自来水，可以使用生理盐水或其他眼部灌洗液(图 3–10)。 2.眼睛用宽松的绷带包扎。 3.对于化学性眼外伤，请联系中毒控制中心。如果不能，请尽快就医或拨打急救电话。
光灼伤（太阳光或雪、水的反射光）；这些灼伤起初可能不疼，但在几小时后会变得非常疼痛	1.用湿润的、凉爽的布覆盖双眼。 2.如果需要，可以给予止痛药。 3.寻求医疗建议。

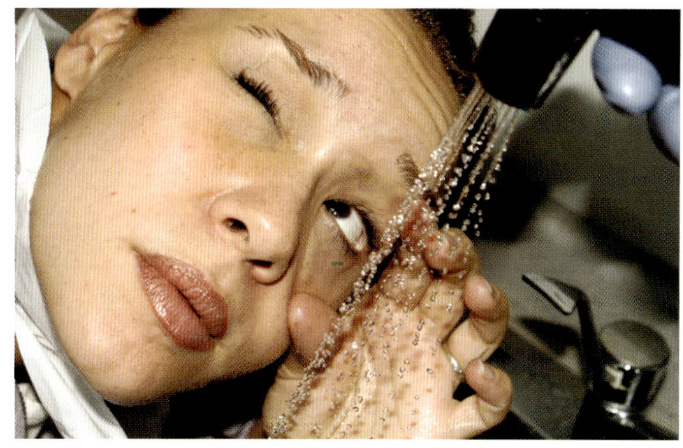

图 3–10　对于化学性烧伤，用水冲洗眼睛，受伤的眼在下方，以免未受伤的眼也遭到化学品污染。

耳部受伤

在提供救助之前,采取适当的措施,见第5~6页。

表现	处理
耳内异物	1. **不要**使用镊子试图取出异体。 2. 寻求医疗救助来取出异体。除了电池和活虫,很少有异物必须立即取出。 3. 如果耳道里有活虫,用光照射耳朵。昆虫可能会爬向光亮的方向;如果光照无效,将温水倒进耳朵里,将头部偏向同侧将水排出;如果昆虫仍未被排出,寻求医疗救助。
耳道渗液(血或清液从耳朵排出提示颅骨骨折)	1. 不要试图阻止血液或清液[脑脊液(CSF)]的流出,不管有无血液,都要从耳朵里流出。阻止流出会增加大脑的压力,造成永久性伤害。 2. 将无菌纱布覆盖耳部,并宽松包扎,以防细菌进入大脑。 3. 稳定头部和颈部以防运动。 4. 拨打急救电话。

异物嵌入

在提供救助之前,采取适当的措施,见第5~6页。

表现	处理
碎片	1.用镊子去除异物(还可以用无菌针头将碎片调整至易于移除的位置)。 2.然后用肥皂和水清洗。 3.应用抗生素软膏。 4.用胶布绷带包扎。
大异物(如,刀、铅笔、钢条)(图3-11)	1.**不要**移除或移动异物。 2.用大块的纱布或填充物来固定异物的底部以防止移动。 3.如果出血,在异物的底部直接施加压力。**不要**对异物或靠近异物锋利边缘的皮肤上施加压力。 4.如有必要,可以切割或者折断异物以减少重量或长度。 5.如果仍不成功,拨打急救电话。

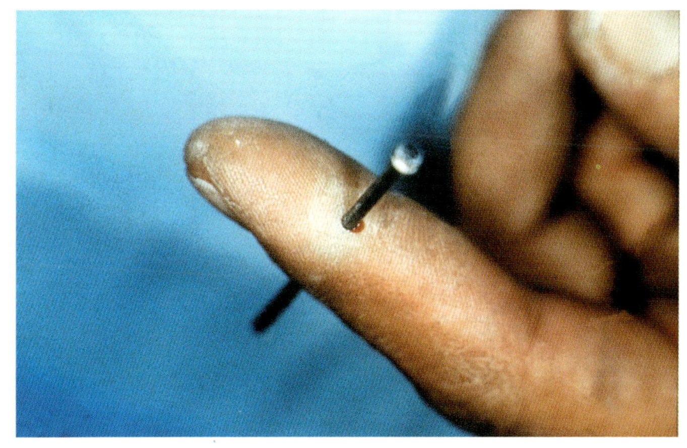

图 3–11 异物嵌入。

断肢和撕脱伤

在提供救助之前，采取适当的措施，见第 5~6 页。

直接按压控制出血，用纱布局部加压，包扎固定残肢。如果出血继续，使用止血带或止血纱布。让伤者平躺，盖上衣物，安抚伤者。

表现	处理
断肢（图 3–12）	1.拨打急救电话。 2.如果身体部位有断肢，需要立即采取措施来再接。断肢的部分置于非制冷环境中超过 6 个小时，几乎没有存活的机会。 3.压迫止血，如果不成功，可以使用止血带或止血纱布。 4.对断肢部分进行护理： • 将断肢用湿的消毒纱布或干净的布包在一起(确保多余的水被挤出)。 • 将包裹好的断肢置于防水容器中(如塑料袋、保鲜袋)。 • 把包裹好的断肢置入放有冰块的容器里，保持凉爽。不要埋在冰里，也不要让它接触到冰。不要浸入水中。 • 把断肢和伤者一块送往医疗机构。 5.如果没有找到断肢，请其他人去寻找，如果找到的话，立刻送到伤者所在的医疗机构。
撕脱伤（皮瓣被撕裂，但仍附着在身体上）（图 3–13）	1.轻轻地将皮肤恢复到正常位置。 2.用无菌或清洁的纱布覆盖，并施加压力。 3.如果出血继续，使用止血带或止血纱布。

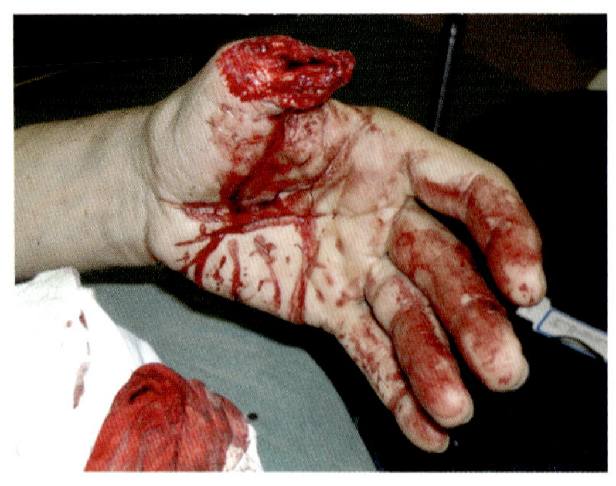
图 3-12 断肢。

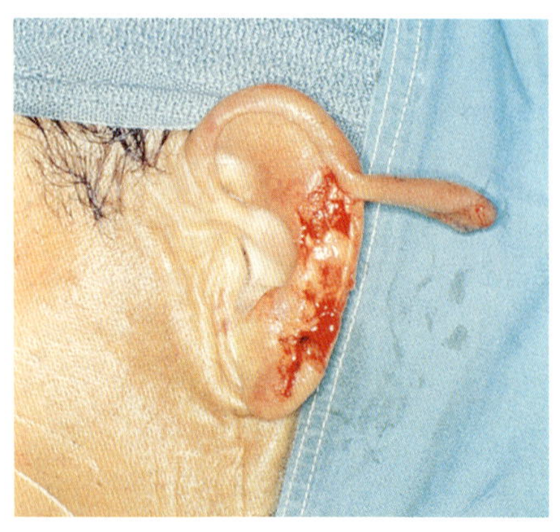
图 3-13 撕脱伤。

头部受伤

在提供救助之前,采取适当的措施,见第 5~6 页。

头部受伤的人要怀疑脊柱损伤(见第 36~37 页)。

表现	处理
头皮伤	1.按压伤口止血。将皮瓣还原到原来的位置,并加压。还可以用冰袋冰敷来止血。 2.如果怀疑颅骨骨折,**不要**施加过大的压力;这样可能会把骨头碎片挤压入脑组织。按压伤口的边缘来止血。 3.使用干燥清洁无菌的纱布。 4.如果没有脊椎损伤,请保持头和肩部抬高。 5.如果流血不止,不要移除浸透血的纱布;而是在它上面再加一层纱布。 6.如果有以下情况,请拨打急救电话: • 伤口范围大。 • 面部有严重损伤。 • 有脑震荡的症状(如,恶心、呕吐、头痛、嗜睡)。

颅骨骨折

表现	处理
• 疼痛 • 颅骨畸形 • 耳鼻出血 • 有脑脊液从耳朵或鼻子流出 • 受伤后的几个小时内，眼睛或耳朵后面出现颜色改变 • 双侧瞳孔不等大 • 严重的头皮出血［颅骨和(或)脑组织可能暴露］ • 有物体刺入	1.在伤口敷上清洁无菌的纱布，并保持适度压力。伤口边缘可以施加稍大压力，以避免把骨碎片压入大脑。 2.按压伤口边缘控制出血，轻压伤口的中心部位。可以使用环形垫在可疑颅骨骨折边缘加压，很有用(图 3–14)。 3.拨打急救电话。 4.注意事项： • 不要移动头部、颈部或脊柱。 • 不要清洗伤口。 • 不要移除嵌入的物体。 • 不要阻止血液和液体从耳朵和鼻子流出。 • 不要在骨折部位施压。

脑损伤(脑震荡)

脑震荡是一种创伤性脑损伤，它是由撞击或震动引起的，可以改变大脑正常运作。大多数脑震荡(80%~90%)在 7~10 天内恢复，但是有些需要更长时间才能恢复。

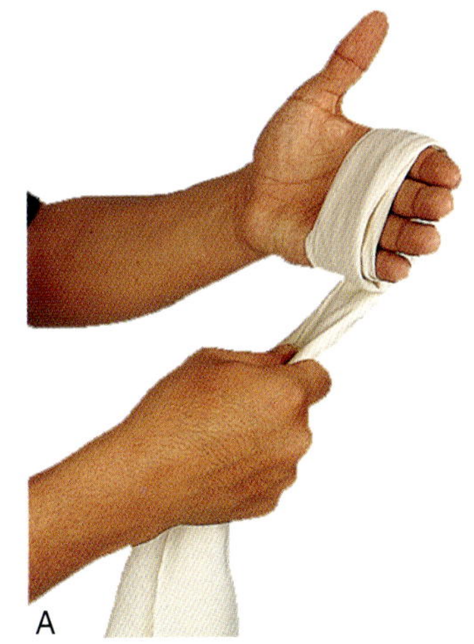

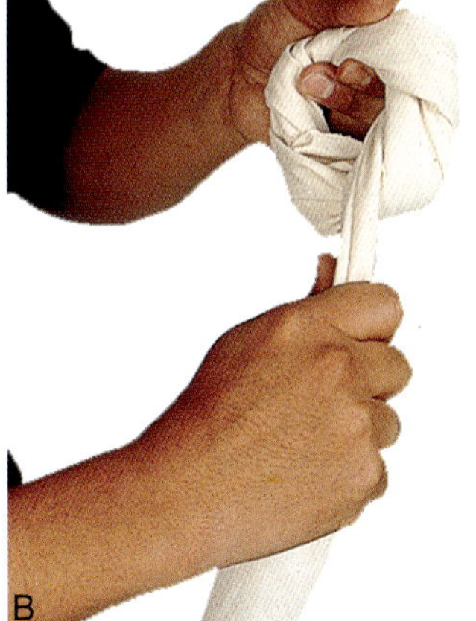

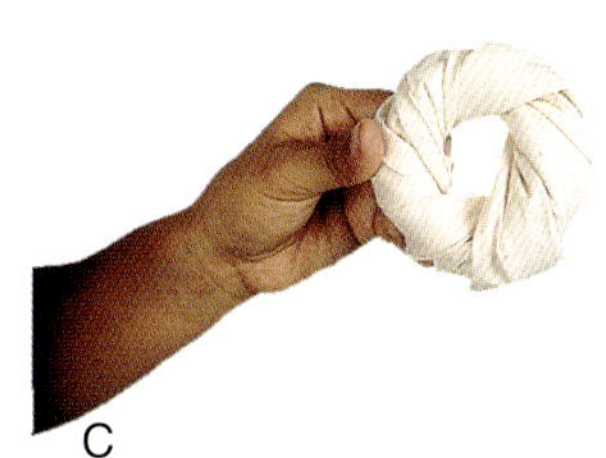

图 3–14　有短物体嵌入时使用“甜甜圈”结来进行颅骨骨折相关的止血和保护眼睛。(A)使用三角绷带或干净的布，将一半的长度缠绕成为一个足以包住受伤区域的圆形；(B)将尾部穿过中间并持续，形成螺旋；(C)完成后应该形成足够的中间空间以避免对受伤部位形成压力。

表现	处理
脑震荡的识别是比较困难的。以下的症状和体征可在几分钟或几小时内加重： • 行为或人格的改变 • 茫然的凝视/神志不清 • 平衡、协调、反应时间发生变化 • 说话缓慢，反应迟钝 • 定向障碍，记忆丧失（对日期/地点记忆不清） • 丧失反应（发生于不到10%的脑震荡） • 口齿不清 • 情绪失控 • 呕吐 • 头疼 • 视物模糊不清 • 恶心 • 头晕 • 对声音或光敏感	1.如果没有反应，请检查呼吸。如果呼吸停止，立即拨打急救电话，并进行心肺复苏(CPR)(见第94~98页)。 2.如果怀疑颈部受伤，或者伤者无反应： • **不要**移动头部、颈部或脊柱 • 拨打急救电话 3.如果伤者有以下情况，尽快寻求医疗护理： • 看起来很困倦或无法唤醒 • 一侧瞳孔散大 • 癫痫发作 • 不能识别人或地点 • 变得越来越糊涂、不安或焦躁 • 表现出异常行为 • 反应迟钝 • 头痛越发严重 • 反复呕吐或恶心 • 口齿不清 4.受伤之后，伤者应该： • 晚上充足睡眠，白天休息。 • 避免视觉和感官刺激，包括电子游戏和吵闹的音乐。 • 慢慢地、循序渐进地恢复正常活动。 • 避免剧烈的体力活动，即需要增加心率或者大量注意力的体力活动。 • 避免开车、骑自行车、操作机器或参加体育运动，直到通过医疗服务人员的评估。 • 避开任何可能对头部或身体造成打击的物体。 • **不要**使用阿司匹林或消炎药（如布洛芬），因为有出血的危险(对乙酰氨基酚可用于脑震荡后的头痛)。

脊柱受伤

在提供救助之前，采取适当的措施，见第5~6页。

如果一个人出现以下情况之一，应怀疑脊柱受伤（包括颈部、背部、臀部或骨盆）：

- 机动车事故涉及弹射、翻覆、高速或行人。
- 其他类型的机动车碰撞（如，摩托车、滑板车、越野车、雪地摩托车）。
- 自行车或滑板车碰撞。
- 从高处坠落，尤其是年纪大的伤者。

- 跳入浅水区。
- 头部受到撞击。

让一个有反应的伤者完全稳定下来并不总是必要的;这么做可能是困难的,不切实际的,不可能的,或者对伤者是危险的。伤者分为神志清楚或神志不清。神志清楚的伤者符合以下标准:

- 神志清醒,知道自己的名字和身在何处。
- 非醉酒/毒瘾发作状态。
- 冷静,合作。
- 未发现脊柱损伤诱发的疼痛症状。

而神志不清的伤者满足以下一条或多条标准:

- 无反应或精神状态改变。
- 醉酒/毒瘾发作状态。
- 好斗的,迷糊的。
- 存在脊柱损伤诱发的疼痛症状。

表现	处理
神志清楚的伤者脊柱损伤的表现: • 主诉背痛以及腿麻和刺痛。 • 当你在脊椎上轻压时(如果可能的话),会感到疼痛(当你按压脊椎时,请按压每一根椎骨,每一侧凹陷)。 • 以下对感觉和运动的测试失败(四肢全部都要测试): 　• 上肢: 　　–让伤者闭上眼睛,握住伤者手指,然后问:"你能感觉到吗?""我现在握的是哪根手指?" 　　–问:"你能活动你的手指吗?" 　　– 让伤者握紧你的手。 　• 下肢 　　–让伤者闭上眼睛,碰触脚趾,然后问:"你能感觉到吗?""我触碰的是哪一个脚趾?" 　　–问:"你能扭动脚趾吗?" 　　– 让伤者用脚推你的手。	1.拨打当地急救电话,等待设备齐全的专业救援。 2.**不要**试图移动伤者。让伤者处在原来的位置,尽可能保持原来的状态。有以下情况可以考虑移动伤者:进行心肺复苏、打开阻塞气道、控制危及生命的出血、转移到安全地方。 3.将双手放于头两侧,双手置于耳朵两侧,来固定脊柱(图 3–15)。 4.**不要**用颈托(图 3–16)。 5.盖好以防止热量散失。
神志清楚的无脊柱损伤患者的表现: • 思维敏捷,无中毒,无其他损伤。 • 无颈部疼痛或神经系统症状 (如,刺痛、麻木) • 按压时颈部无压痛,手指脚趾碰触时有感觉,能移动手指和脚趾。	1.无脊椎损伤者不需要脊柱固定。 2.治疗其他损伤(如,刀伤、擦伤、骨折)。
神志不清伤者脊柱损伤的表现(见前述)	1.假设存在脊柱损伤。 2.使用前面的方法来稳定伤者。

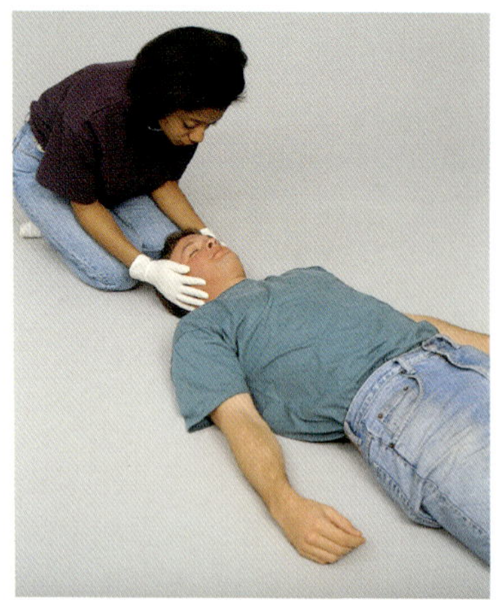

图 3–15 你可以用手来保持脊柱固定。

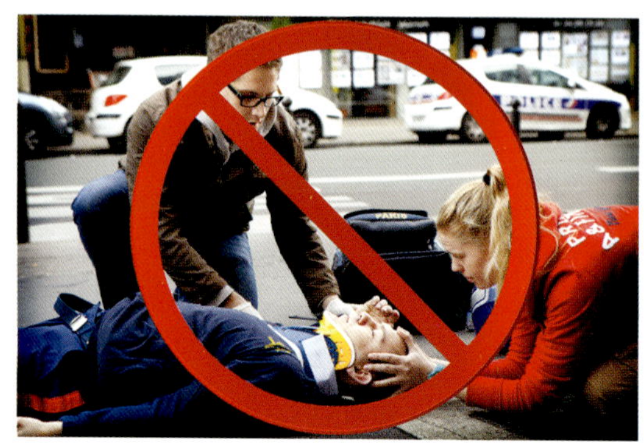

图 3–16 不要给怀疑有脊柱受损的作者使用颈托。

▶ 胸部受伤

在提供救助之前,采取适当的措施,见第 5~6 页。

胸部受伤包括骨折、贯通伤,以及开放性或闭合性伤口。对于胸部受伤,注意观察以下情况:

- DOTS: 畸形 (Deformity),开放性伤口 (Open wounds),触痛 (Tenderness),肿胀 (Swelling)。
- 呼吸频率异常和(或)呼吸音异常(如,鼾音)。
- 防卫(移动或碰触伤者时伤者会保护某个部位)。

肋骨骨折

表现	处理
• 当患者深呼吸、咳嗽或移动时,有剧烈疼痛 • 防卫 • 触痛 • 疼痛引起的呼吸变浅 • 皮肤擦伤 (通常发生在胸部一侧)	1.帮助伤者找一个舒服的位置。 2.通过以下方式固定胸部: • 让伤者抱着枕头之类柔软的物体放在伤口一侧。 • 将手臂放在伤侧,如果必要的话,可以用绷带将其固定减轻疼痛。 3.**不要**用绷带过紧包扎胸部。 4. 给予止痛药。 5.即使疼痛,也让伤者每小时进行几次咳嗽、深呼吸,以预防肺炎。 6.拨打急救电话。

连枷胸

同一个部位多根肋骨同时骨折即为连枷胸。

表现	处理
• 呼吸时受伤部位的胸壁活动方向异常 • 剧烈疼痛和呼吸困难 • 受伤部位的皮肤擦伤 • 与肋骨骨折症状相同	1.通过以下方式固定胸部： • 将枕头类柔软的物体或吊好绷带的手臂放在伤侧。 • 把伤者受伤一侧底下放上毯子之类的柔软物体。 2.**不要**用绷带过紧包扎胸部。 3.拨打急救电话。

胸部异物贯通

表现	处理
刺入的异物(通常很容易看到)	1.用大块纱布或衣物来固定异物。**不要**试图移除异物。 2.拨打急救电话。

胸部开放性伤

表现	处理
• 呼气时血从胸腔涌出 • 吸气时有吸吮的声音	1.把伤口暴露于空气中，**不要**覆盖纱布和不透气材料。 2.**不要**盖住胸部开放性伤口，除非使用直接压力和干燥的纱布来止血。如果纱布浸透血液，应更换，防止空气滞留在胸腔内，否则可能会导致死亡。 3.拨打急救电话。

▶ 腹部受伤

在提供救助之前，采取适当的措施，见第 5~6 页。

禁食禁水。如果不引起疼痛，让伤者取弯背屈膝位。治疗休克，避免出现寒战或高热。

表现	处理
插入的异物	1.不要移除刺入的异物。 2.稳定异物防止移动。 3.拨打急救电话。
组织器官暴露	1.不要试图将外露的组织器官塞回腹腔。 2.不要触摸器官。 3.外敷干净、湿润的纱布(图 3-17)。 4.拨打急救电话。
腹部重击	1.使伤者侧卧,有可能会呕吐。 2.观察是否有内部脏器受伤的征象: • 疼痛逐渐加重,并且可能非常剧烈。 • 轻微活动疼痛即明显加剧。 • 腹部触诊剧痛。 • 呕血或便血。 • 腹部皮肤擦伤。 3.拨打急救电话。

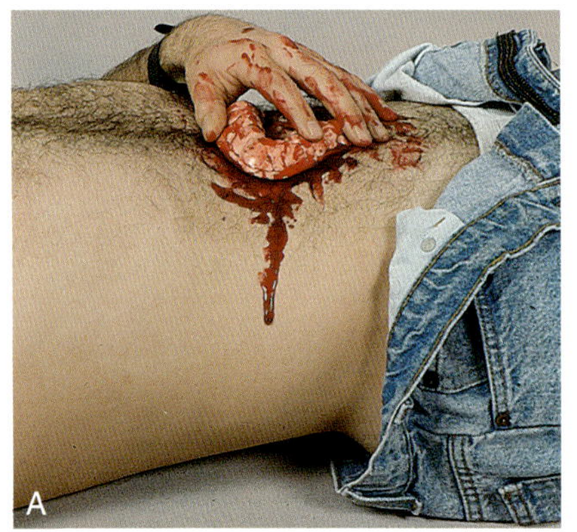

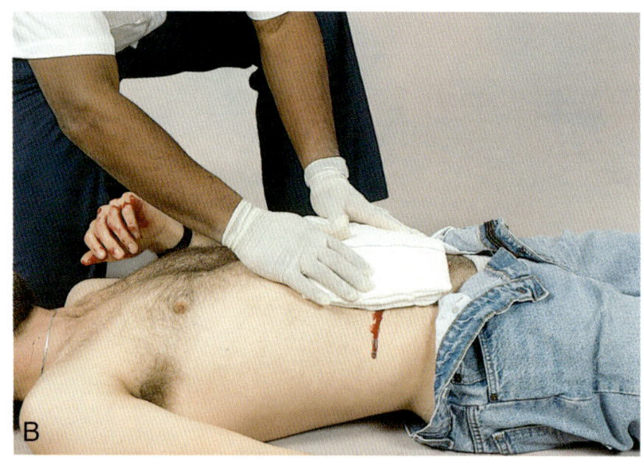

图 3-17 (A)器官外露。(B)用干净、湿润的纱布盖住外露的器官。

骨骼、关节和肌肉受伤

在提供救助之前,采取适当的措施,见第 5~6 页。

对于所有的骨骼、关节和肌肉损伤,采用 RICE 流程(施救技巧 3-5):

R=休息(Rest),受伤部位不要活动。

I =冰敷(Ice),在受伤后的 24~48 小时内,每 2~3 小时冰敷 20 分钟(若感觉不适可冰敷 10 分钟)。

C=加压包扎(Compression),不冰敷时弹力绷带包扎。

E=抬高患肢(Elevation),尽量抬高受伤部位,高于心脏水平。

施救技巧

3-5　用于骨骼、关节和肌肉受伤的 RICE 流程

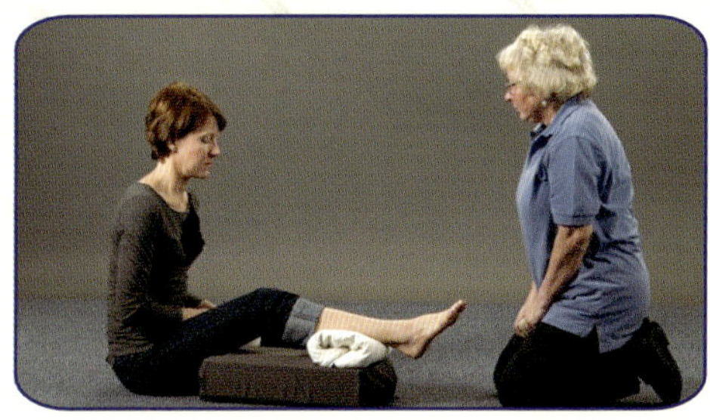

1 R=休息(Rest)

不要使用或移动身体。

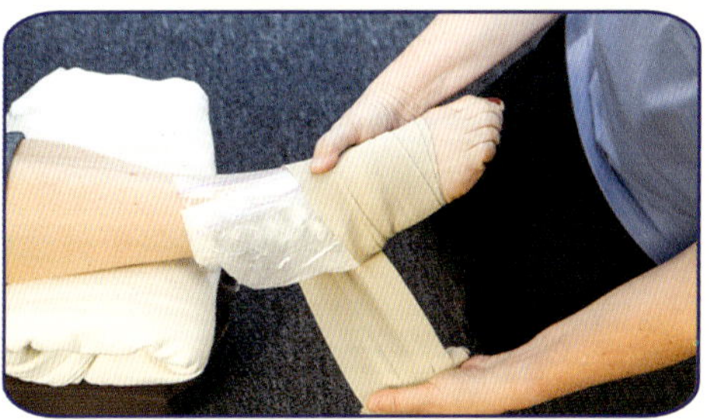

2 I=冰敷(Ice)

在最开始的 24~48 小时期间,每 2~3 个小时冰敷 20 分钟（如果感觉不适则冰敷 10 分钟)。把碎冰装入塑料袋,并在冰袋与皮肤之间放置纸巾或薄布用以保护,或者把冰袋包在湿毛巾中。可使用弹性绷带把冰袋固定住。

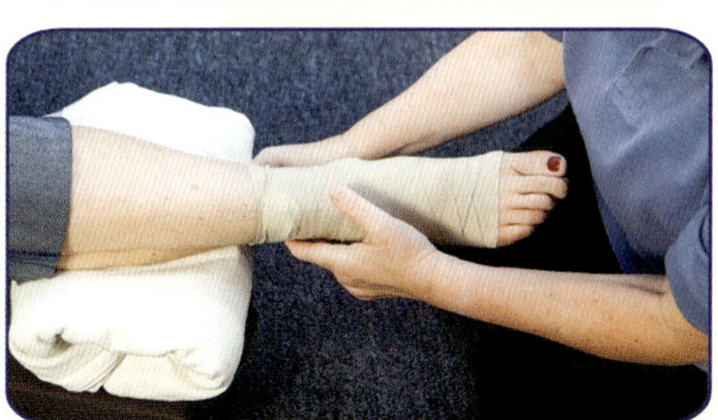

3 C=加压(Compression)

当不用冰敷时使用弹力绷带加压包扎。

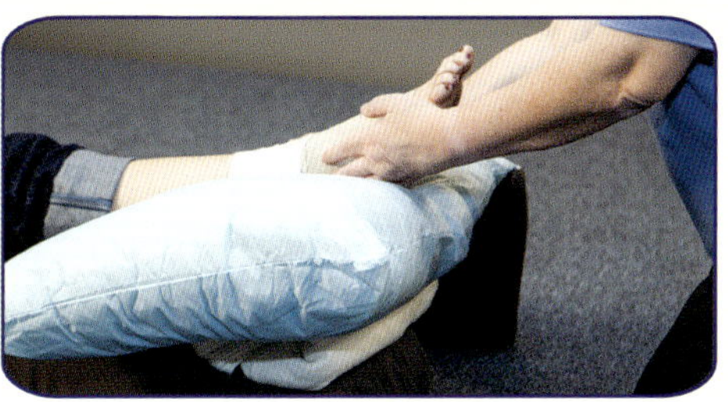

4 E=抬高(Elevation)

保持受伤的肢体尽可能抬高,高于心脏水平。

骨折

有时很难判断是否骨折。当有怀疑时,按骨折处理。所有骨折都需要医疗护理。

表现	处理
DOTS: • 畸形 (Deformity)(将伤侧与未受伤部位进行比较(图 3-18) • 开放性创伤(Open wound)(图 3-19) • 触痛和疼痛 (Tenderness and Pain)(检测骨折的有效方法是沿骨头长轴轻轻按压,伤者有疼痛表现提示骨折) • 肿胀(Swelling)迅速发生	1.短距离将伤者送至医疗机构或 EMS 到达之前,请保持受伤部位固定。如果 EMS 延迟或者需要长途送医时,请按如下操作: • 采用 RICE 流程。 • 用夹板固定受伤部位防止移动。 2.**不要**移动或试图使受伤肢体变直(在旷野或偏远地区可能例外)。 3.肢端苍白、发绀,请拨打急救电话。 4.如果受伤部位的伤口出血: • 通过对伤口边缘部位施加压力来控制出血。 • 用无菌纱布覆盖裸露的骨头。**不要**用力推骨头。

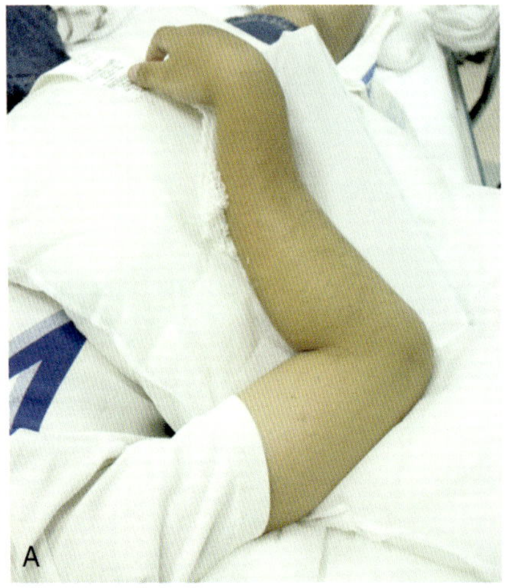

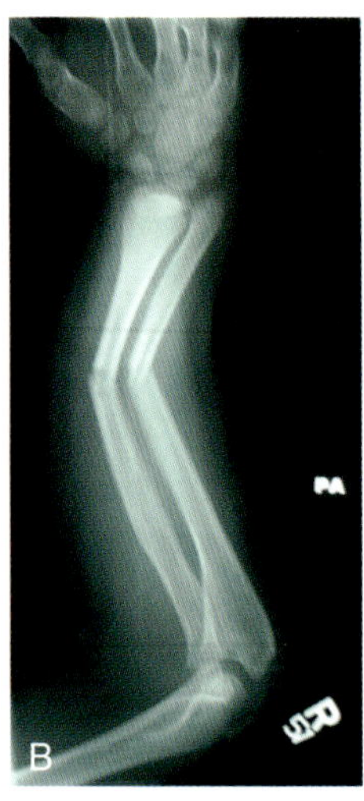

图 3-18 (A)闭合性前臂骨折。(B)X 线下的骨折。

夹板固定指南

所有骨折和脱臼都应在移动伤者前固定好。当不确定时，请使用夹板。可以使用各种物体来稳定骨折或脱臼。可以是硬的(如木板)(施救技巧3-6)，也可以是软的(如枕头)(施救技巧3-7)。用塑形夹板将受伤的身体部分与未受伤的部分绑在一起(如，受伤手指绑在相邻的手指上，腿绑在一起，或者手臂绑在胸前)加以固定。

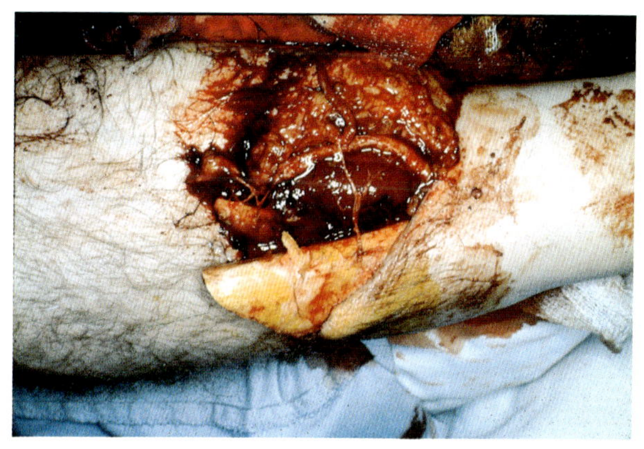

图 3-19 开放性胫骨骨折。

施救技巧

3-6 前臂使用硬性夹板

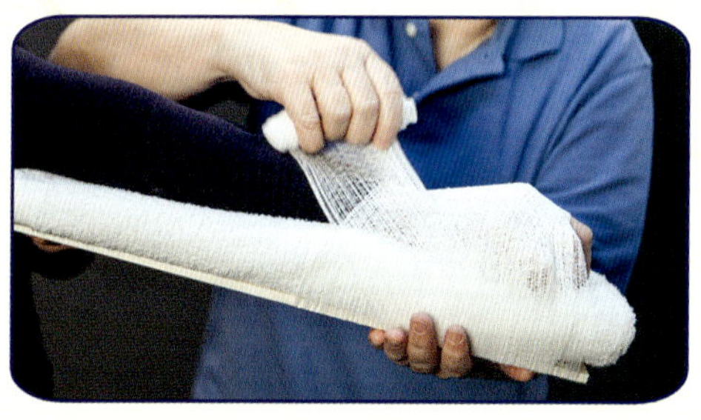

1. 在前臂下放置坚硬的物体(如，硬纸板、木板、折叠的报纸或杂志)。在坚硬的物体和皮肤之间放置填充物(如，毛巾、T 恤)，并在手掌中垫上填充物(如，绷带、软布)。

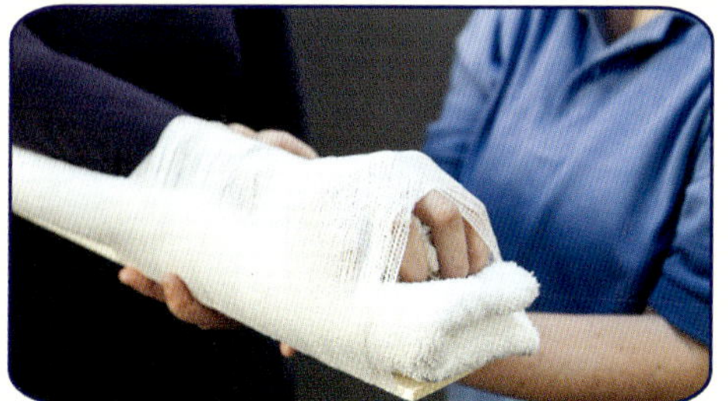

2. 用绷带或折叠的三角巾(称为三角巾绷带)将夹板固定在手臂上。

3. 将手臂悬吊起来。

施救技巧

3-7 前臂使用软性夹板

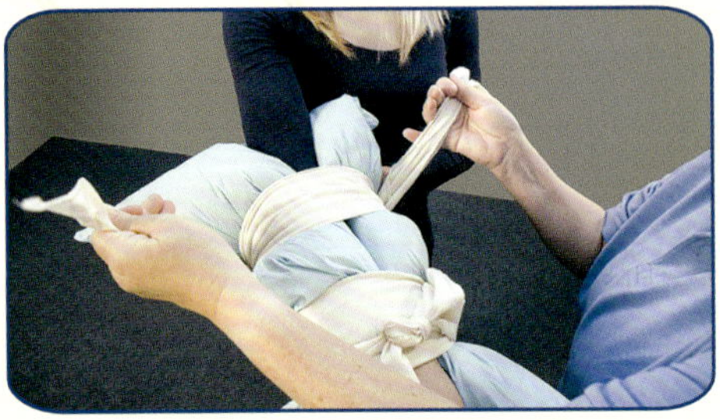

1. 用枕头或折叠的毛毯包裹住前臂。

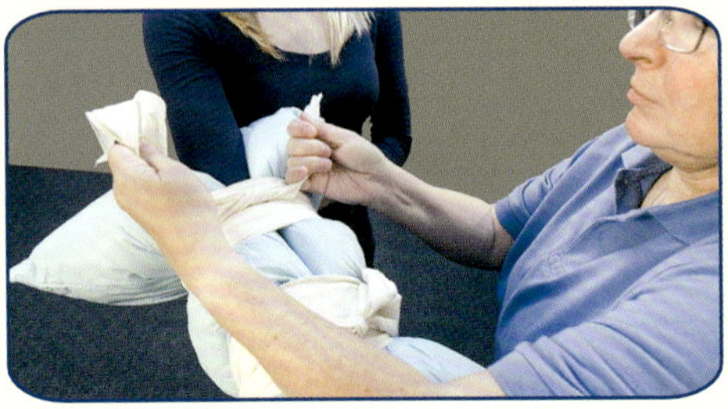

2. 用折叠的三角绷带或布带固定软夹板(如,枕头)。

3. 将手臂悬吊起来。

1.用无菌干燥的清洁纱布覆盖开放伤口。

2.询问伤者能否感到你轻轻挤压他(她)的脚趾或手指。让伤者活动他(她)的脚趾或手指,除非受伤。

3.紧实地打上夹板,但注意不要紧到影响血流。夹板间垫上填充物以免不适(打上夹板的前臂,可以悬吊在胸前。见施救技巧 3-8)。

4.**不要**试图复位脱臼的关节。

5.**不要**移动疑似脊椎损伤的人,除非绝对必要。

施救技巧

3–8 臂部受伤使用手臂吊带

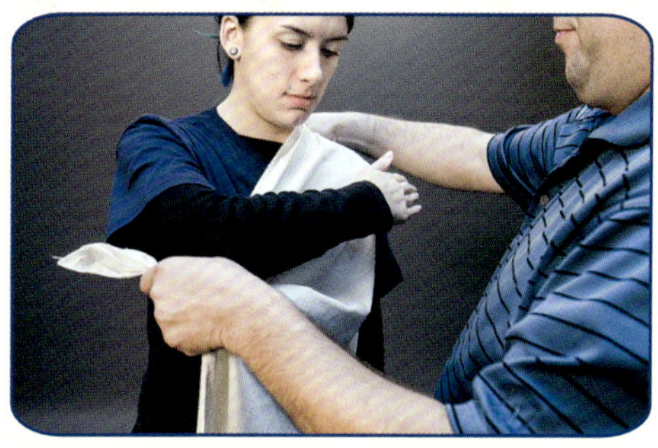

1 在前臂和胸部之间放置三角绷带，绷带指向受伤手臂的肘部，并伸展到肘部之外。绷带的上端拉到未受伤的肩膀上，绷带的下端缠在前臂上。

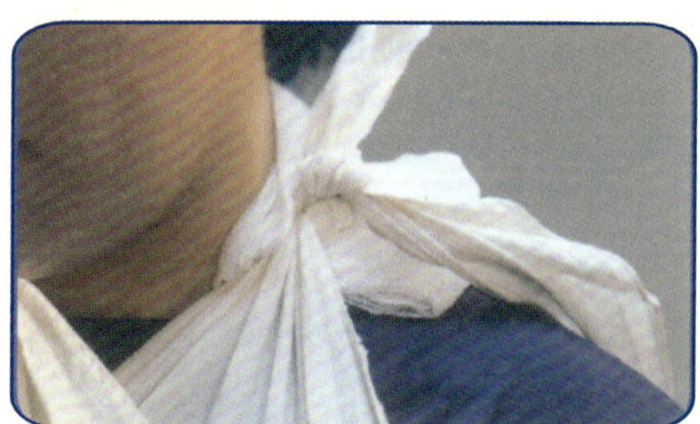

2 将绷带的末端缠到未受伤的一侧，并在没有受伤的一侧的锁骨上与另一端绑在一起。

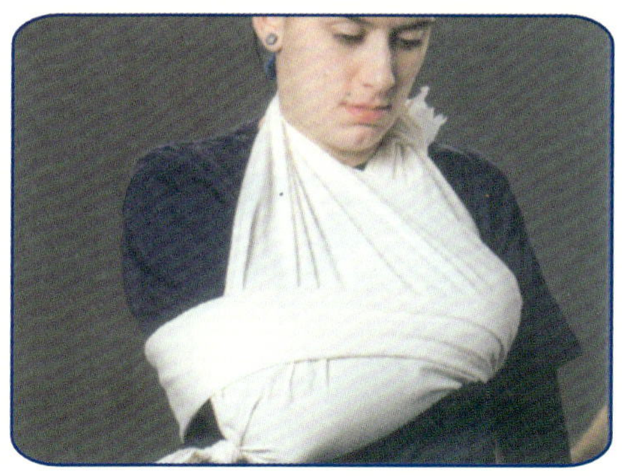

3 如果可能的话，用安全别针固定肘部的绷带，或者将其打个小结，这样可以塞在吊带里。吊带的中心应该放在手臂上。手略高于肘部水平。为了舒服在后颈部垫个垫子。调整吊带以支撑手和手腕；将手指暴露在外。

关节损伤

脱位是关节发生错位。大多数伤者需要医疗护理。关节畸形通常很明显,但通常很难区分脱位和严重骨折。不要尝试复位。

表现	处理

脱臼
• 肩前部(占所有肩膀脱臼的 95%)(图 3–20)
  • 伤侧手臂的手无法触到对面的肩膀
  • 手臂与身体保持距离
  • 与对侧相比畸形
  • 极度疼痛
• 膝盖骨(图 3–21)
  • 膝盖骨移到膝关节的外侧 (皮肤下面有明显的大块突起)
  • 与对侧膝盖相比,关节畸形
  • 极度疼痛
• 手指(图 3–22)
  • 与对侧手指相比,关节畸形
  • 丧失功能
	1.拨打急救电话。
	2.需要短距离将伤者送至医疗机构或 EMS 到达之前,请保持受伤部位固定。如果 EMS 延迟或者需要长途送医时,请:
	• 采用 RICE 流程。
	• 用夹板固定受伤部位防止移动。
	3.**不要**试图复位。
	4.受伤部位如果有伤口出血:
	• 通过对伤口边缘部位施加压力来控制出血。
	• **不要**用力推骨头。

• 扭伤(图 3–23)
  • 压痛/疼痛
  • 肿胀
  • 瘀青
	1.大多数扭伤不需要医疗护理。如果恢复时间很长,请咨询医生。
	2.采用 RICE 流程(图 3–24)。

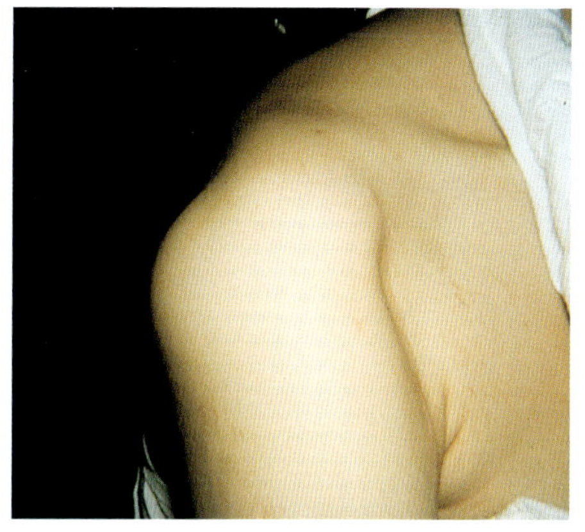

图 3-20 肩部脱位。

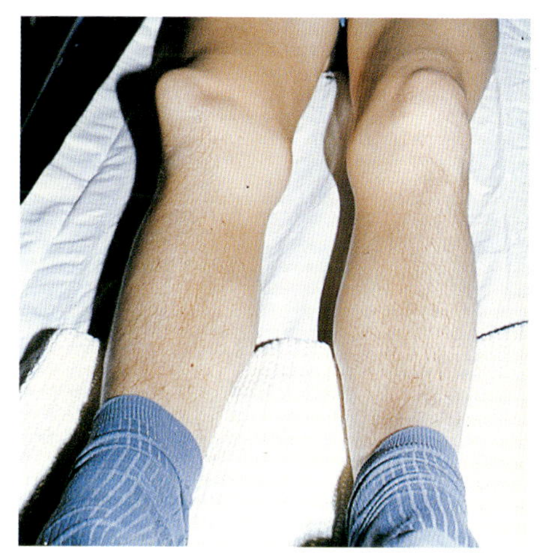

图 3-21 膝盖骨脱位。

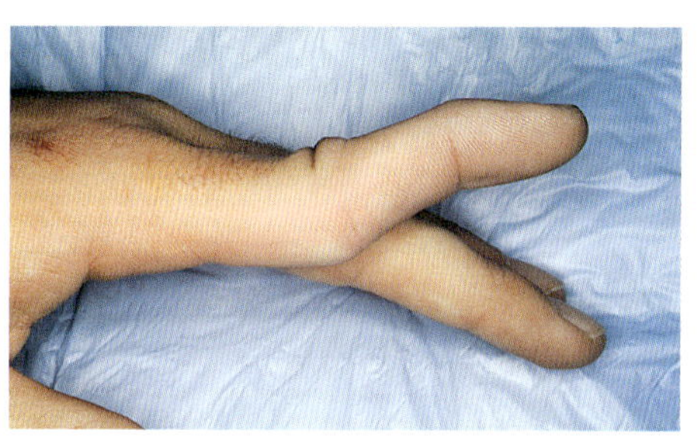

图 3-22 手指脱位。

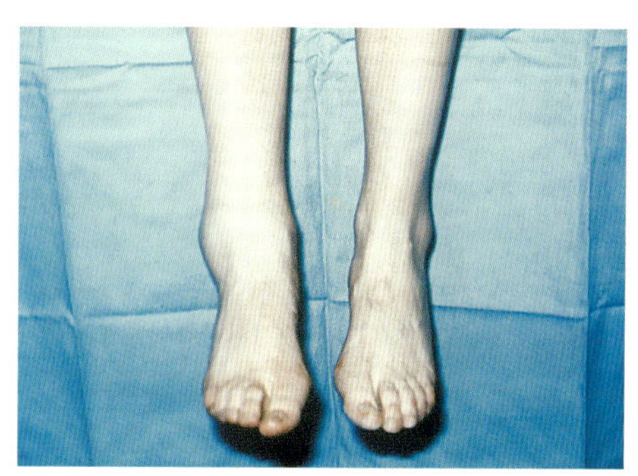

图 3-23 踝部扭伤。

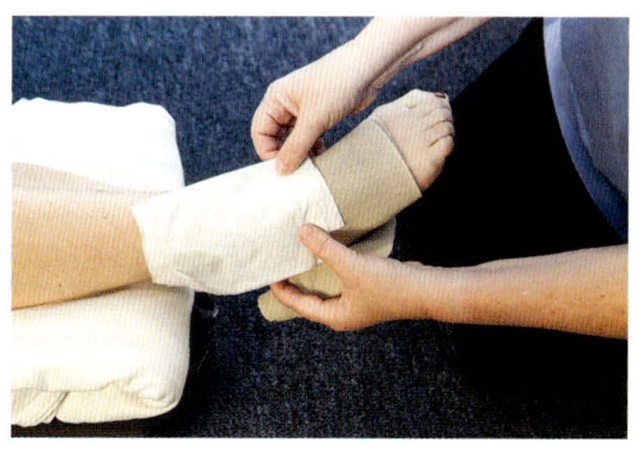

图 3-24 应用 RICE 流程，在冰包与皮肤之间放一块薄布或纸巾。

肌肉受伤

表现	处理
• 突然肌肉疼痛 • 肌肉在收缩时变硬,通常是小腿肌肉 • 持续性不适,可能持续数个小时	1.怀疑肌肉抽筋(痉挛)。 2.尝试一种或多种方法来放松肌肉: • 轻轻拉伸受影响的肌肉。 • 按压肌肉。 • 冰敷。 • 炎热环境中,如果发生抽筋,喝淡盐水[1.25g 盐(1/4 茶匙),溶于 1L 水中]或运动型饮料。 3.**不要**给予盐片。
• 肌肉受到击打 • 肿胀 • 触痛和疼痛 • 几小时后变黑和发绀	1.可疑肌肉挫伤。 2.采用 RICE 流程。
• 发生在体力活动时 • 剧痛 • 极度触痛 • 受伤部位功能受限 • 动作时肌肉僵硬和疼痛	1.可疑肌肉拉伤。 2.采用 RICE 流程。

▶ 烧伤

热灼伤

在提供救助之前,采取适当的措施,见第 5~6 页。

大部分热灼伤都是轻微的。浅表轻微烧伤很少需要医疗护理。相反,重度烧伤和深度烧伤、气道烧伤、周身烧伤,需要尽快进行医疗护理。

1.灭火!如果衣服着火了,让伤者在地上来回打滚,即"停住、卧倒、打滚"方式。用毯子将火苗闷灭,或者用水浇灭。把烧伤部位的衣服、首饰都取掉,尤其是戒指。

2.如果伤者是在爆炸现场或吸入热空气,检查和监测伤者的呼吸。

3.确定烧伤的深度。这可能很困难,但这有助于确定急救的方式。

4.用手掌的大小估测烧伤的面积。成年人的手(包括手掌、闭合的四指和拇指)相当于身体表面面积(BSA)的 1%。

5.确定身体哪些部位烧伤。面部、手、足和生殖器的烧伤比身体其他部位的烧伤要严重得多。

6.出现以下情况，请寻求医疗护理或拨打急救电话：

- 面部、颈部、手、足或生殖器的烧伤。
- 呼吸困难。
- 起泡或皮肤破损。
- 大面积烧伤(如，背部、躯干)。
- 所有的三度烧伤和深二度烧伤。
- 有其他问题(如，咳嗽、喘息、声音沙哑或者暴露于一氧化碳)。

表现	处理
一度烧伤(浅表)(图 3–25)： • 发红 • 中度肿胀 • 压痛 • 疼痛	1.尽快将烧伤部位浸泡在冷水中，或用湿冷纱布湿敷至少 10 分钟(图 3–26)。如果没有冷水，可以使用其他凉的液体。不要使用冰、冰水或盐水。 2.给予布洛芬(儿童给予对乙酰氨基酚)。 3.让伤者多喝水。 4.保持烧伤的手臂或腿抬高。 5.烧伤冷却后，使用芦荟凝胶或保湿霜涂抹在皮肤上，不需要覆盖纱布。
浅二度烧伤，小于 20%体表面积(图 3–27)： • 水疱 • 肿胀 • 液体渗出 • 剧烈疼痛	按照一度烧伤 1~4 步骤，然后补充以下技巧： 1.待烧伤冷却后，涂抹抗菌药膏。 2.用无菌、清洁、疏松的纱布覆盖伤口。 3.**不要**挤破水疱。
深二度烧伤，大于 20%体表面积(部分深度)	按照一度烧伤 1~4 步骤，然后补充以下技巧： 1.冷敷，但要注意观察，因为它可能导致体温降低。 2.拨打急救电话
三度烧伤(全深度)(图 3–28)： • 干燥无水疱，呈皮革样，发灰甚至烧焦	1.用无菌、清洁、干燥的纱布覆盖伤口。 2.拨打急救电话。

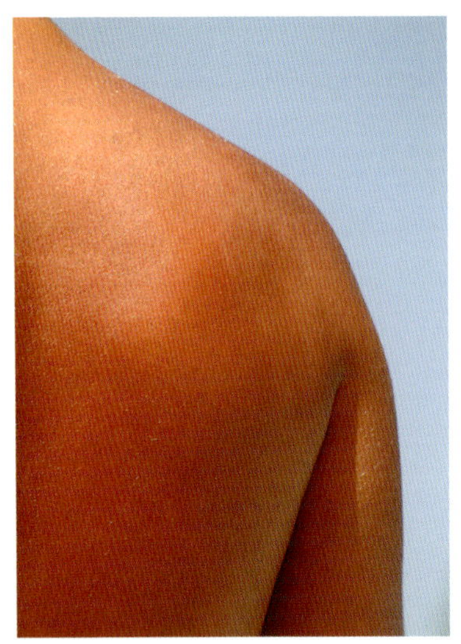
图 3-25 一度烧伤。

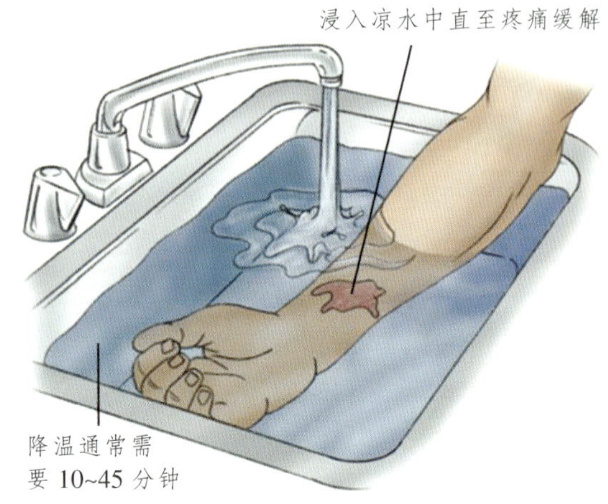

图 3-26 将烧伤部位浸入水中以冷却。

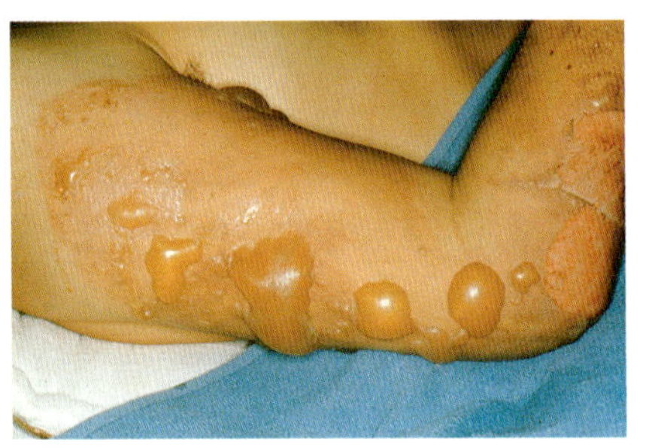
图 3-27 二度烧伤。

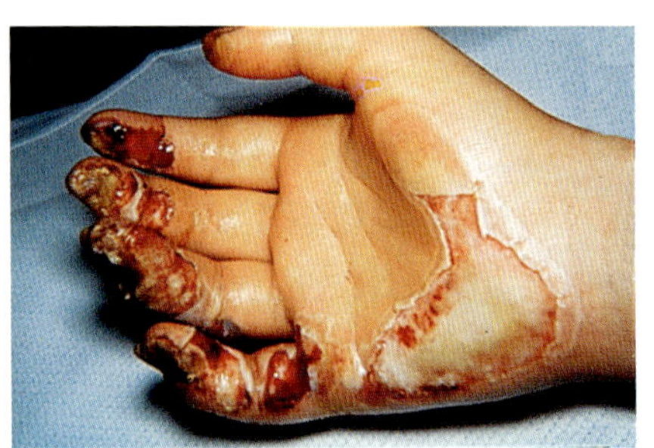
图 3-28 三度烧伤。

电灼伤

在提供救助之前,采取适当的措施,见第 5~6 页。

每一个触电的人都需要专业医疗护理,必须拨打急救电话。主要的损伤发生在身体内部;因此,外部烧伤可能看起来较轻(图 3-29)。如果伤者在建筑物内,并且仍与电源(电源线、电器、裸线)接触,则应在保险丝盒、断路器或外部开关箱上切断电源,或者拔掉电器插头。如果触电人接触的是高压电线,请采取以下步骤:

- 拨打急救电话,请专业人员切断电源。
- **不要**触摸或移动高压电线或伤者。

- **不要**试图用木棍、绳索或任何其他物品移动高压电线或装置。
- 让其他人远离事发区。

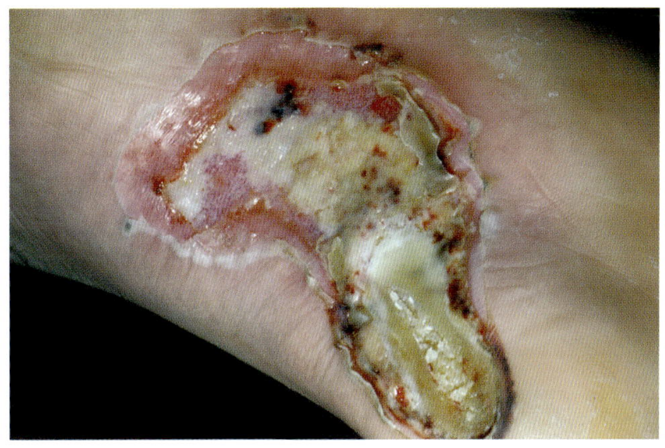

图 3-29 电灼伤。

表现	处理
• 外部烧伤，有可能看起来很小 • 出入口的电烧伤 [通常电流存在于伤者接触表面或与地面(包括金属物)接触时，常为手或足] • 多样烧伤(大多数电烧伤为三度烧伤) • 呼吸/心跳骤停(电流可使伤者的呼吸或心脏骤停)	确保区域安全之后： 1.检查有无呼吸，如果没有立即开始心肺复苏。 2.立即拨打急救电话，每一位触电者都需要医疗救助。 3.如果伤者从高处跌落，检查有无骨折和脊柱损伤。 4.大部分电灼伤为三度烧伤，所有伤口处用无菌纱布覆盖。

化学烧伤

在提供救助之前，采取适当的措施，见第 5~6 页。

避免化学接触；戴手套，如果有可能的话，戴上护目镜(图 3-30)。如果烧伤发生在生产场所，请派人检查该场所使用的危险材料的安全数据表(SDS)。SDS 包含急救程序的内容。美国职业安全与健康管理局要求雇主使用标签来识别有害的化学物质(图 3-31)。

表现	处理
• 疼痛 • 发烫 • 呼吸困难 • 眼睛痛或视力改变	大多数化学烧伤的急救方法都是一样的,确定该地区安全之后: 1.先用戴手套的手去掉皮肤上的干燥或粉末状的化学物质,再用水冲洗。 2.立即用大量冷水冲洗烧伤部位至少 20 分钟或直到 EMS 到达。冲洗之前可除去衣物。 3.所有化学烧伤均应立即拨打急救电话。 4.**不要**试图中和化学物质。 5.若化学物质进入眼睛:头向下,眼睛位于鼻子之下,用温水(比凉水要感觉舒服些)冲洗眼睛至少 20 分钟。

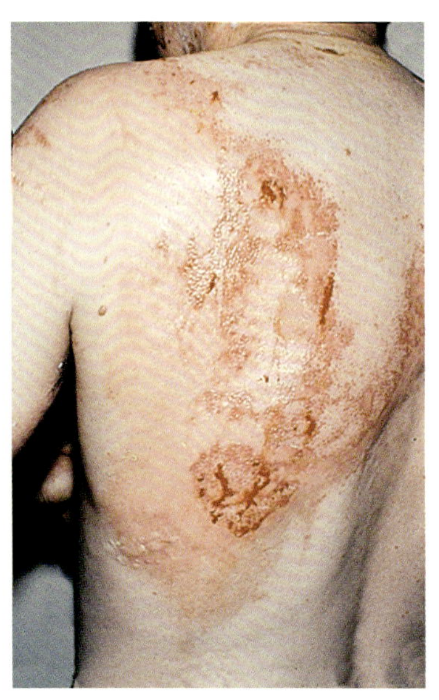

图 3-30 化学烧伤。

图 3-31 包装有腐蚀性化学品的物品应带有此标识。

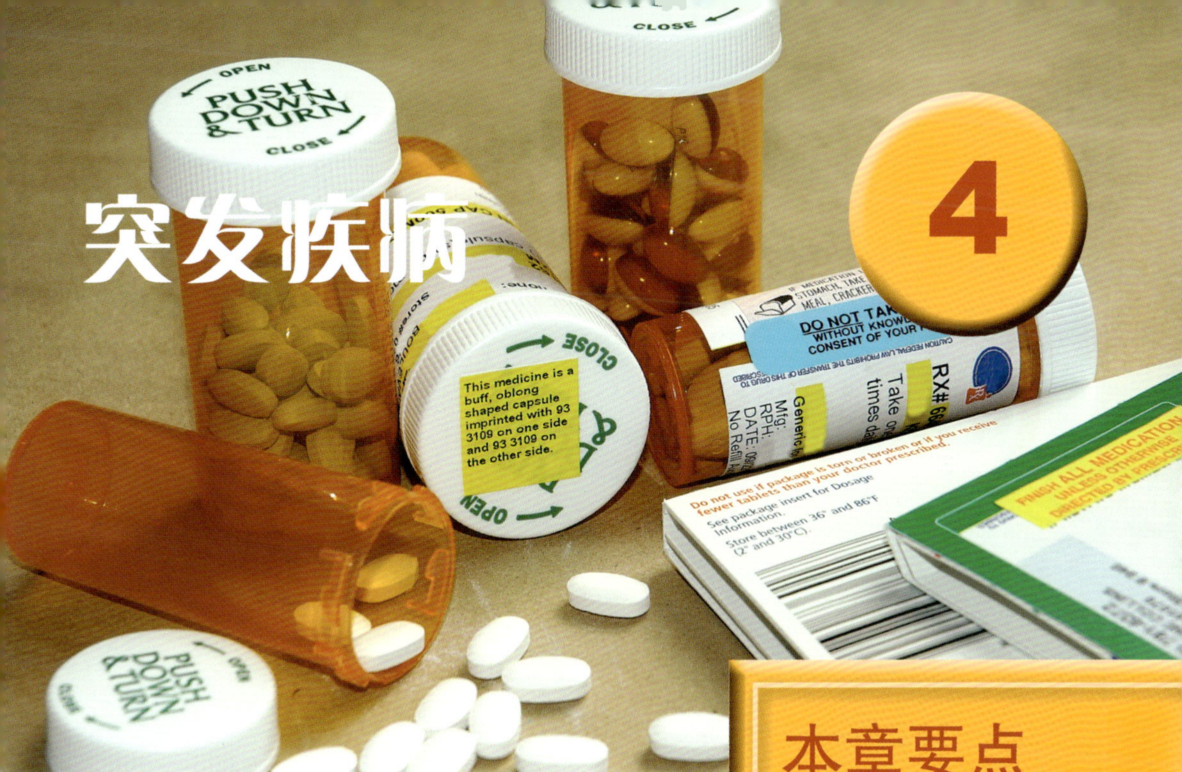

4 突发疾病

本章要点

- 哮喘
- 严重的过敏反应
- 心脏病发作
- 卒中
- 晕厥
- 糖尿病急症
- 癫痫
- 休克
- 妊娠并发症

哮喘

在提供救助之前，采取适当的措施，见第 5~6 页。

哮喘是引起气道变窄的肺部疾病。可偶尔或时常发生，发作间期患者无呼吸困难。不同患者症状各异，从轻到重甚至危及生命。

表现	处理
• 频繁咳嗽 • 高调哮鸣音或呼吸时吱吱声 • 胸部紧压感 • 气短 • 端坐呼吸(身体前倾,手放在膝部支撑,努力呼吸) • 说话无法连续成句 • 呼吸时鼻翼翕动 • 呼吸频率、心率快 • 口唇、肢端紫绀	1.使患者端坐位,身体稍向前倾。 2.鼓励患者安静坐着,慢慢地用鼻子深吸气,然后用嘴呼出。 3.如果患者呼吸、讲话甚至保持清醒有困难,口唇、肢端发绀,没有药物,或要求叫救护车,请立即拨打急救电话。 4.询问患者使用的治疗哮喘的药物。大部分哮喘患者都有医生处方的快速缓解的吸入剂,且带有吸入辅助器(图 4-1)。 5.帮助患者使用快速缓解的吸入剂: • 用力摇动吸入器几次,取下盖子,如果有的话加上辅助器(图 4-2)。 • 为了更大获益,患者可以深吸一口气,用力呼出 1~2 秒。 • 将吸入器直立,让患者用嘴唇包住吸入器或隔离器周围。 • 让患者缓慢深呼吸(约 3~5 秒),按下金属开关使药物释放。 • 告诉患者屏气 10 秒钟,然后慢慢地呼气。 • 30~60 秒后,再吸第二次。 6.以下情况请拨打急救电话: • 用药后没有改善。 • 反复发作。 • 严重而持久的哮喘发作。

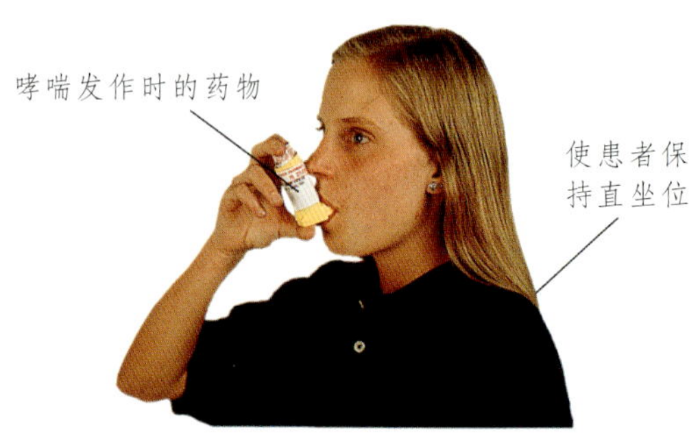

图 4-1 使用吸入器。

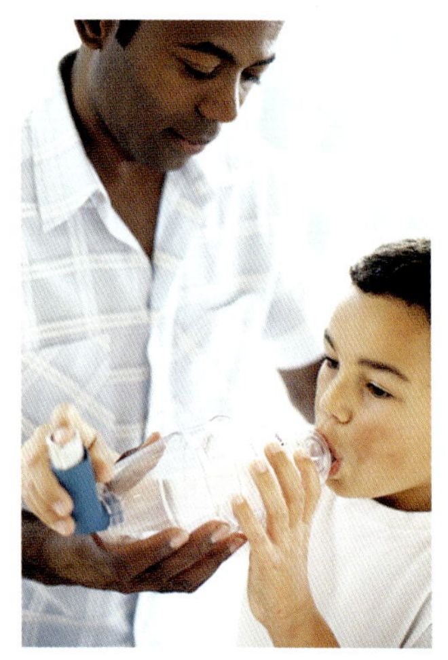

图 4-2 在吸入器上加了辅助器。

严重的过敏反应

在提供救助之前，采取适当的行动，见第 5~6 页。

由药物、食品和食品添加剂以及昆虫叮咬产生的严重反应，可能引起生命危险。

表现	处理
严重的过敏反应： • 气短 • 舌、口、鼻肿胀 • 极度瘙痒 • 皮肤发红或脸部肿胀 • 打喷嚏、咳嗽、喘息 • 喉咙的紧缩感和肿胀 • 胸部紧压感 • 心率加快 • 口唇发绀 • 头晕 • 恶心和呕吐 • 有严重的过敏反应既往史报告 • 医疗识别标签	1.拨打急救电话。 2.监测呼吸；若无呼吸，实施 CPR。 3.如果患者有自己的医生处方开具的肾上腺素自动注射器，你可能需要帮助患者自我管理（图 4–3）。如果患者无法自己注射，你可以根据相关法律给予注射（施救技巧 4–1）。 • 在大腿外侧注射。检查硬币、钥匙和裤缝，这可能会妨碍注射。 • 取下安全帽。 • 抵在大腿上，推动注射器，直到你听到咔嚓声（如有必要，注射器可直接穿透轻薄衣物）。 • 保持 10 秒钟。 • 把注射器从注射部位拔出来。 • 在注射部位按压 10 秒钟。 4.如果第一次无效，并且紧急医疗服务(EMS)的到达时间超过 5~10 分钟，考虑给予第二次注射。大约 25%~35%的人需要第二次注射。 5.如果患者可以吞咽，可以给予抗组胺剂。因为起效时间较长，它不能作为抢救药物，但它可以阻止进一步的反应。
轻度过敏反应： • 眼睛发红发痒 • 痒、打喷嚏、流鼻涕 • 皮疹，通常在身体一侧	1.帮助患者： • 自我管理哮喘急救吸入器 和（或） • 服用抗组胺药。

施救技巧

4-1 使用肾上腺素自动注射器

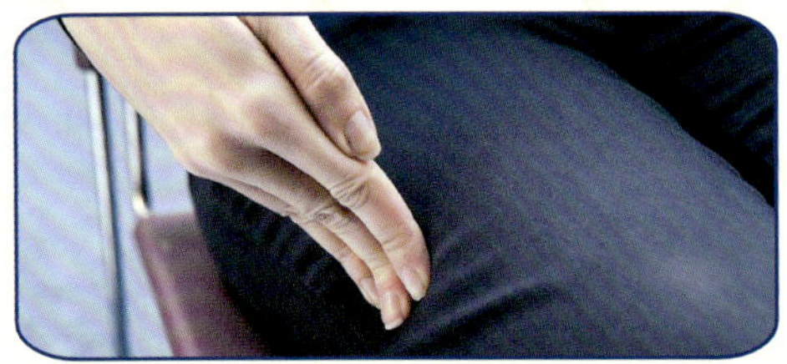

1 在大腿外侧注射。检查硬币、钥匙和裤缝，这可能会妨碍注射。

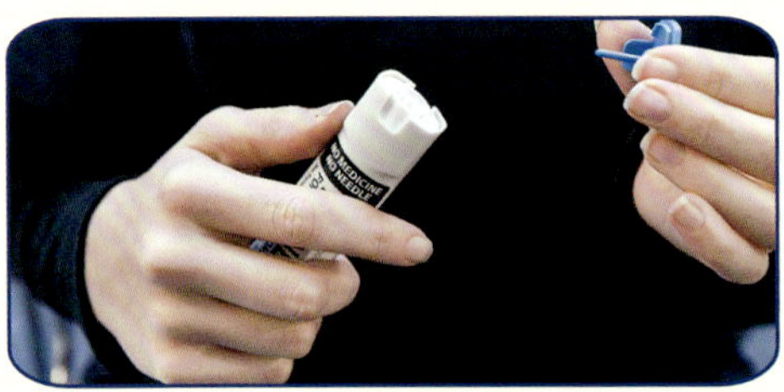

2 取下肾上腺素自动注射器的安全帽。

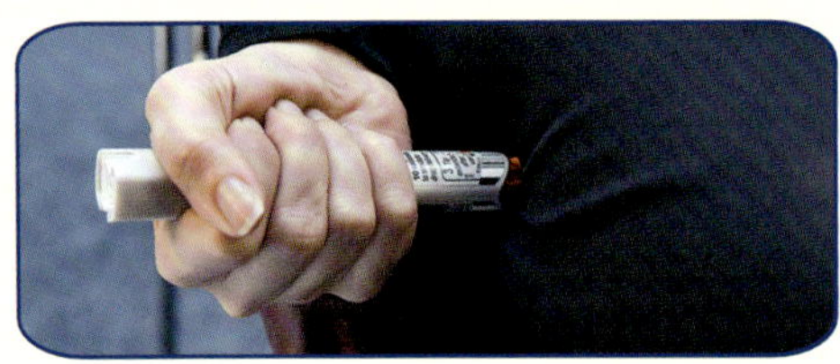

3 握住肾上腺素自动注射器，将自动注射器紧紧地抵在大腿上注射，直到你听到咔嚓声。保持不动 10 秒左右，将注射器从腿上拔出。在注射部位按压大约 10 秒。

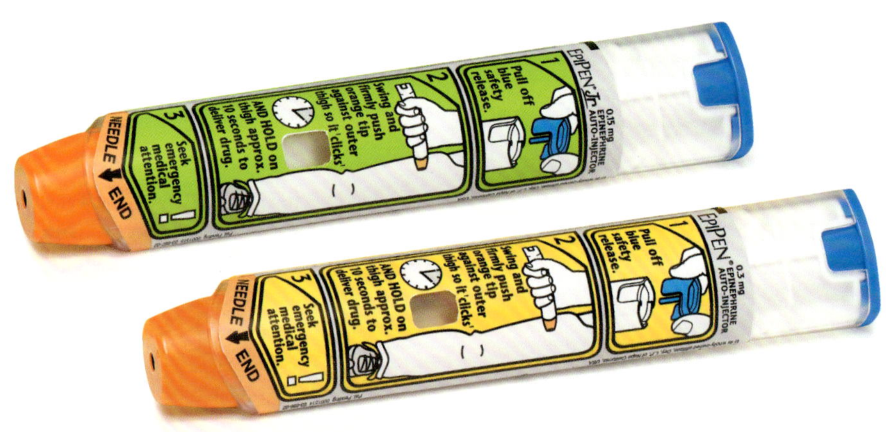

图 4-3 肾上腺素自动注射器。

心脏病发作

在提供救助之前，采取适当的措施，见第 5~6 页。

心脏病发作时，心肌组织因其血液供应减少或停止而造成心肌梗死。心脏病发作很难确诊。35%的心脏病患者以前从未发作胸痛。

表现	处理
• 胸痛呈压迫、挤压感，通常位于胸骨正中，也可放射至下颌部、肩膀、手臂或背部。背部或下颌部疼痛在女性中多见。疼痛可持续 5 分钟，或者转瞬即逝。 • 出汗或冷汗 • 头晕眼花 • 恶心或呕吐（女性多见） • 手臂的麻木、疼痛（通常是左臂） • 呼吸急促（女性多见） • 虚弱或疲劳，尤其老年患者	1.患者坐位，膝盖抬起，靠着稳定的支撑物(如墙、栅栏、树干)。尽量保持冷静。**不要**走动。 2.立即拨打急救电话，**不要**开车送患者到医疗机构；等待 EMS 到达。 3.在等待 EMS 到达的期间： • 把过紧的衣服松开。 • 询问患者是否在服用治疗胸痛的药物，如硝酸甘油，如果有，给患者服用。 • 如果患者清醒，能够吞咽，对阿司匹林不过敏，无中风迹象，帮助其服用 1 片成人阿司匹林(300mg)或者 2~4 片低剂量阿司匹林(100mg)，嚼服以便快速起效。 • 监测呼吸。如果患者没反应，呼吸停止，立即心肺复苏(CPR)。

卒中

在提供救助之前，采取适当的措施，见第 5~6 页。

卒中是由于大脑血管堵塞(图 4–4)或破裂(图 4–5)，导致大脑得不到血液供应引起的。

表现	处理
FAST 评估工具,用于评估是否发生了中风: • 脸(Face):要求患者微笑。与另侧相比,脸部无反应,即为异常。 • 手臂(Arms):让患者闭上眼睛,举起双臂。如果一个手臂在伸展时向下坠,即为异常。 • 语言(Speech):让患者重复简单短语(如,天空是蓝色的)。如果患者说错话,用错字,或者根本无法表达,即为异常。 • 时间(Time):如果出现任何症状,请寻求医疗帮助。其中一种症状出现与中风的高风险有关(72%);如果三种症状都存在,则风险可高达 85%。	拨打急救电话,等待 EMS 到来: 1.监测呼吸,如果没有呼吸,立即心肺复苏。 2.把患者头部和肩部稍微抬高一些。 3.松开过紧的衣服。 4.让患者侧向一边,有利于呕吐物排出。 5.如果患者有呼吸无反应,将其侧躺。

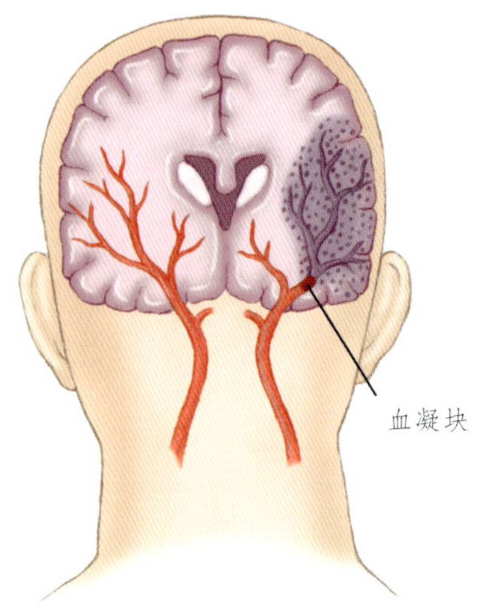

图 4-4 大脑中血管堵塞。

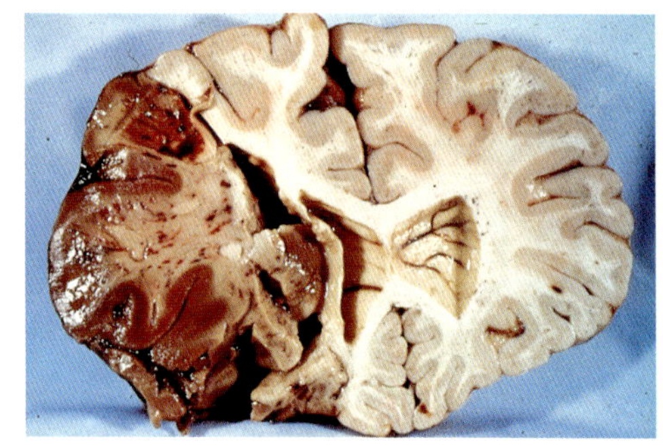

图 4-5 大脑血管破裂。

晕厥

在提供救助之前,采取适当的措施,见第 5~6 页。

表现	处理
• 患者突然摔倒 • 皮肤、口唇、甲床苍白 • 皮肤湿冷	1.检查呼吸。 2.如果呼吸停止，拨打急救电话并立即行心肺复苏。 3.如果患者有呼吸： • 让患者平躺。如果不引起疼痛，足部可以抬高 6~12 英寸(15~30cm)。 • 监测呼吸；如果停止，进行心肺复苏。 • 松开过紧的衣服。 • 如果摔倒，检查并治疗所有损伤。 • 用湿布擦拭额头。 • **不要**使用氨吸入剂或嗅盐。 • 在患者完全恢复并能吞咽之前，禁食水。 • **不要**向面部喷水或倒水。 • **不要**拍打面部，试图使其恢复。 4.如有以下情况，应寻求医疗救助： • 反复发作。 • 无明显原因的晕倒。 • 患者不能迅速恢复意识。 • 如果有糖尿病，癫痫，怀孕，大小便失禁，或超过 50 岁。
先兆晕厥	1.尽量避免摔倒。 2.如果晕倒，采取上述步骤。

糖尿病急症

在提供救助之前，采取适当的措施，见第 5~6 页。

大多数糖尿病患者每天监测血糖以维持正常水平并预防糖尿病急症(图 4-6)。所有糖尿病出现紧急情况时的第一原则是立即验血糖。

低血糖

低血糖是一种危及生命的紧急情况，当患有糖尿病的人有下列症状之一时即可发生：

- 注入过多胰岛素(急剧降糖)。
- 不能进食(减少糖摄入)。
- 过度锻炼或过分劳累(耗糖迅速)。
- 呕吐(胃内糖分排空)。

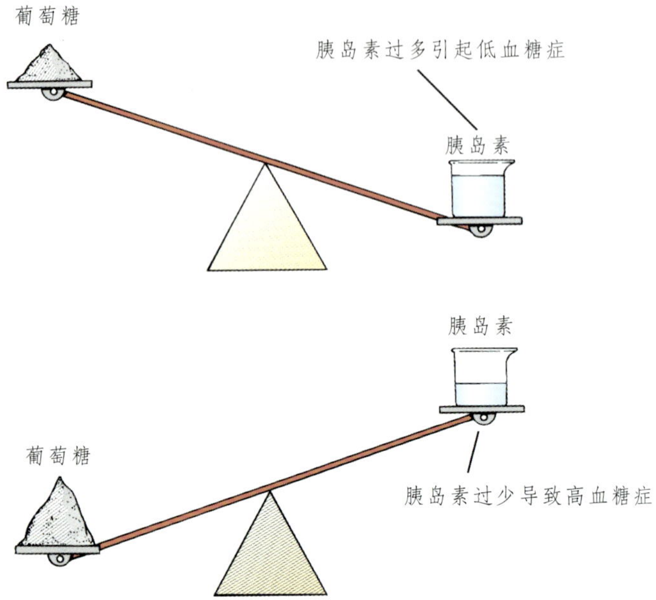

图 4-6 胰岛素过多或过少时引起糖尿病急症。

表现	处理
• 有反应、警觉、可吞咽 • 医疗识别标签 • 突发症状(数分钟到1小时),因为大脑缺糖 • 蹒跚,行为不协调,笨拙	有时患者本人会告诉你该怎么做。 1.如果患者有血糖监测仪,嘱其监测血糖。 2.当出现以下情况时,请使用“15”规则: • 无法检测。 • 检测显示血糖水平较低。 • 糖尿病患者大量出汗或颤抖。
• 生气,脾气差 • 皮肤湿冷、苍白 • 意识混乱,定向障碍 • 突然饥饿 • 大量出汗 • 颤抖,摇晃	“15”规则如下: • 吃15g糖[即,3~5个葡萄糖药片,3~5茶匙(15~25mL的蔗糖,或者4盎司(118mL)的橙汁或普通软饮料](图4-7) • 等待15分钟,让糖分进入血液。 • 重新检测血糖水平(图4-8)。如果仍然很低或者无法测出,再给予15g糖。 3.如果仍然没有改善,尽快拨打急救电话。
• 无反应 • 无法遵循简单指令 • 癫痫发作 • 不能吞咽	1.立即拨打急救电话。 2.监测呼吸。 3.寻找相关医疗提示。 4.不要给任何食物和水。 5. 将患者侧躺以保持呼吸道通畅,并从口中排出液体或呕吐物。

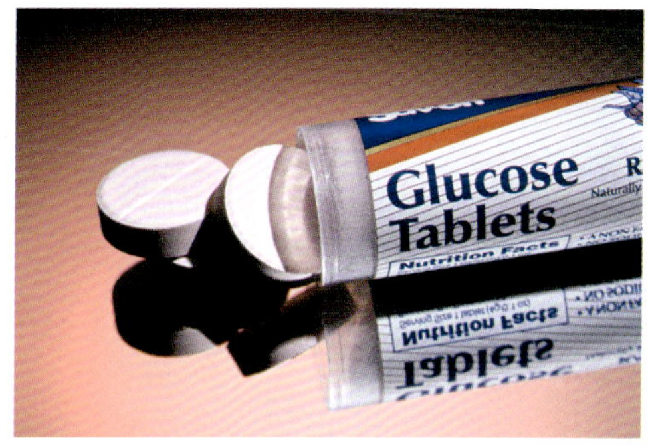

图 4-7 葡萄糖药片。

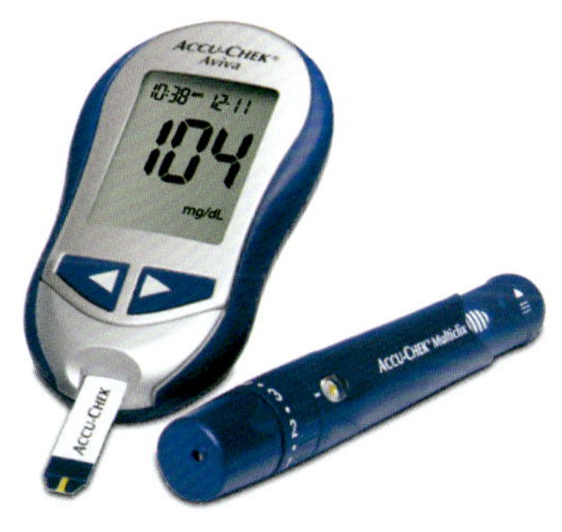

图 4-8 带有采血笔的血糖仪。

高血糖

当糖尿病患者血液中血糖过高时,就会出现高血糖。下列情况会导致高血糖,例如:胰岛素不足,暴饮暴食,疾病,缺乏运动,压力,或者是多种因素的综合。大多数糖尿病患者都能意识到发生了什么,并在严重问题出现之前调整他们的胰岛素剂量或寻求医疗帮助。但是,如果在 24 小时内仍没有得到治疗,高血糖会致命。

表现	处理
• 医疗提示信息 • 逐渐发病 (数小时到数天)(因部分糖分仍可到达大脑) • 困倦 • 极度口渴 • 尿频 • 皮肤温暖、干燥、发红 • 呕吐 • 呼吸有水果味 • 呼吸沉重 • 最后失去意识	1.如果患者能够吞咽,可以多次少量地给水。 2.如果不确定糖尿病患者的血糖水平高低,患者有反应并能吞咽,采用“15”规则给糖。额外的糖分不会对血糖过高的人造成严重损伤。 3.除非患者能够自我管理,**不要**注射胰岛素。 4.立即拨打急救电话。

▶ 癫痫

在提供救助之前,采取适当的措施,见第 5~6 页。

癫痫发作是由于脑电活动的干扰引起的无法控制的肌肉运动。病因包括癫痫、脑外伤、脑肿瘤、中风、中暑、中毒(包括乙醇或药物)、糖尿病急症和高烧。

表现	处理
• 突然大叫或尖叫 • 突然丧失反应 • 后背拱起,全身剧烈抖动(痉挛) • 口吐白沫 • 流口水 • 磨牙 • 面部、口唇发绀 • 双眼上翻 • 大小便失禁	1.把周围物体移开,避免受伤。 2.把柔软的物体放在头下面,比如卷起的毛巾。**不要**用枕头。 3.**不要**按住患者。 4.**不要**在患者牙齿之间放东西或者往口腔里放任何东西。 5.记录癫痫发作时间。 6.大多数癫痫发作不需要医疗护理,症状持续 1~2 分钟。 7.让旁观者远离。 8.出现下面任何情况,拨打急救电话: • 发作持续时间超过 5 分钟。 • 持续癫痫发作。 • 癫痫发作后出现呼吸困难。 • 患者有糖尿病或者怀孕。 • 在水中发生癫痫。 • 这是已知的第一次癫痫发作。 • 癫痫引起其他伤害。 • 恢复缓慢。 9.癫痫发作后: • 保持气道通畅,将患者身体偏向一侧,头下放卷好的毛巾。 • 监测呼吸,如果停止,立即心肺复苏。 • 让患者睡觉。 • 和患者待在一起,直到恢复意识。

休克

在提供救助前,采取适当的措施,见第 5~6 页。

休克发生于机体组织供氧不足时。不要将此状况与“电击”或者“被惊吓”相混淆。休克患者有生命危险。如果表现为任何以下情况,均应怀疑休克,并按休克给予治疗:

- 大量外出血或者内出血。
- 严重感染。
- 多发严重骨折。

- 突发心脏病迹象。
- 腹部或胸部损伤。
- 严重过敏反应。

即便没有休克表现，对于伤者如果有下表中表现也应按以下步骤处理。

表现	处理
• 精神异常(焦虑、烦躁不安) • 皮肤湿冷，口唇、甲床苍白 • 恶心/呕吐 • 呼吸、心率加快 • 休克严重时意识丧失	1.处理损伤。 2.如果神志、呼吸正常，将患者取平卧位。如果没有损伤迹象(如晕厥、脱水、非损伤性出血)，在不引起疼痛的前提下，可将患者足部抬高 6~12 英寸(15~30cm)。 3.若神志丧失，将患者取侧卧位(图 4-9)。 4.在患者身下放置毛毯或衣物，再盖上毛毯或衣物，防止身体热量散失。 5.如果病情无改善，拨打急救电话。 6.除非医疗援助至少 1 小时以后才能到达，否则**不要**给患者任何食物或饮料。且喂水时需保证不引起恶心和(或)呕吐。

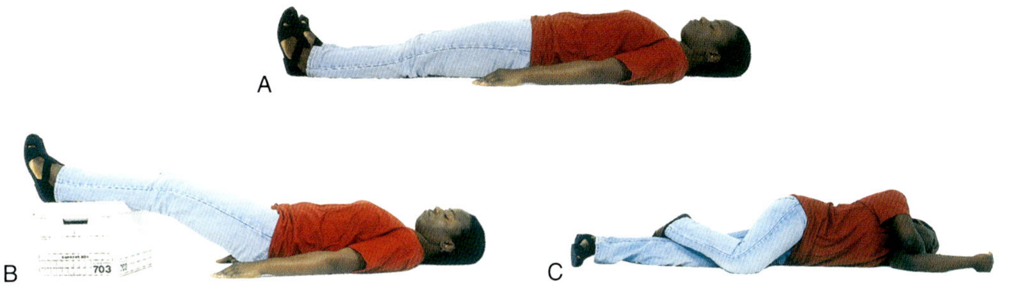

图 4–9　休克体位。(A)伤者神志清楚、呼吸正常，取平卧位。(B)无损伤表现，在不引起疼痛前提下，足部抬高 6~12 英寸(15~30cm)。(C)神志丧失时，侧卧位。

妊娠并发症

在提供救助前，采取适当的措施，见第 5~6 页。

询问其是否怀孕。

表现	处理
严重胃痛,或痛性痉挛(临近预产期可有短暂轻度痛性痉挛;如果痛性痉挛强烈反复,可能已临盆或破水)	如果疼痛持续或可疑临盆,立即寻求医疗护理。
癫痫发作(可能预示严重并发症)	1.提供正确的癫痫护理(见第61~62页)。 2.立即拨打急救电话。
阴道出血	1.使用卫生巾或毛巾吸收血液。**不要**阴道填塞。 2.立即拨打急救电话。
突然大量液体漏出(可能预示临盆)	立即寻求医疗护理。
晨吐	1.止吐。 2.如果频繁呕吐,寻求医疗救护。

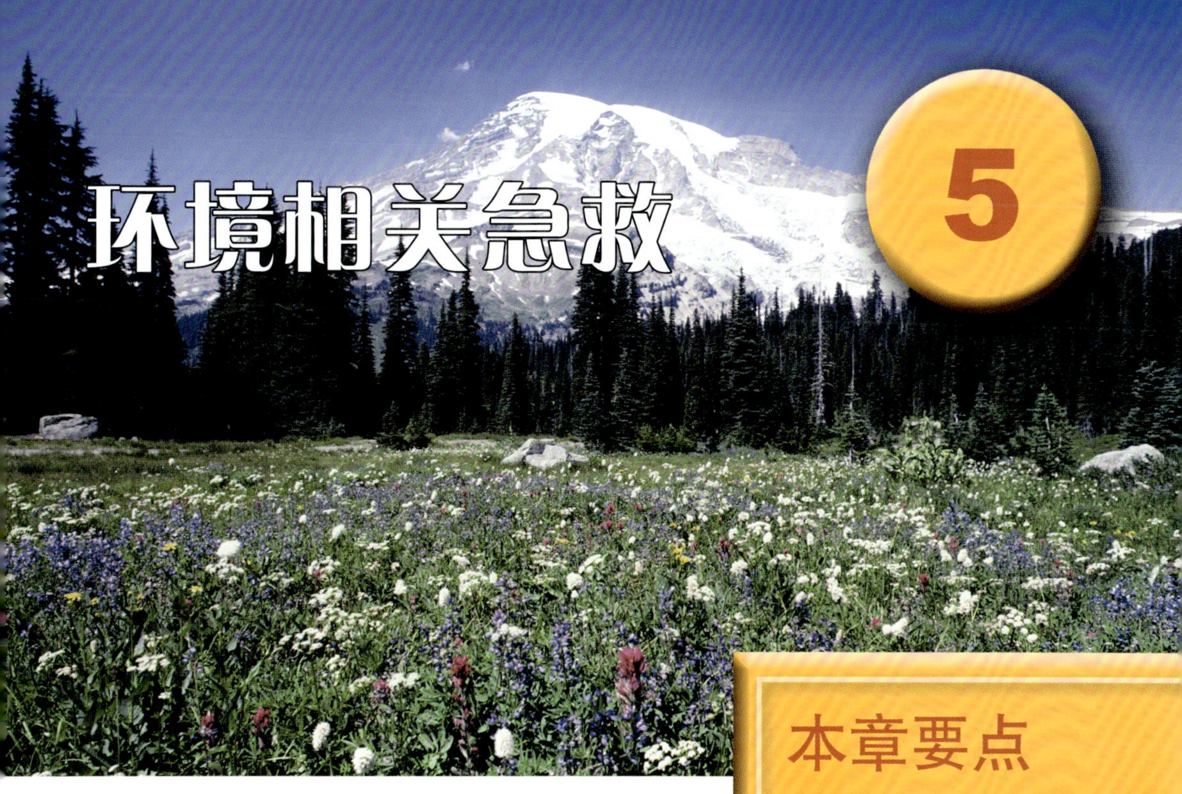

环境相关急救

5

本章要点

- 动物咬伤
- 蛇及其他爬行动物咬伤
- 节肢动物咬伤和蜇伤
- 海洋动物伤害
- 高温相关急救
- 低温相关急救
- 中毒
- 毒葛反应(毒葛、毒栎、毒漆树)

动物咬伤

在提供救助前,参照第5~6页采取相应措施。

对于动物咬伤,通知动物的主人,或者,如果你是动物主人,通知被咬者家属。由于受伤者会变得情绪激动甚至使用暴力,因此务必保持良好的判断力。如果是野生动物咬伤,通知相关部门。

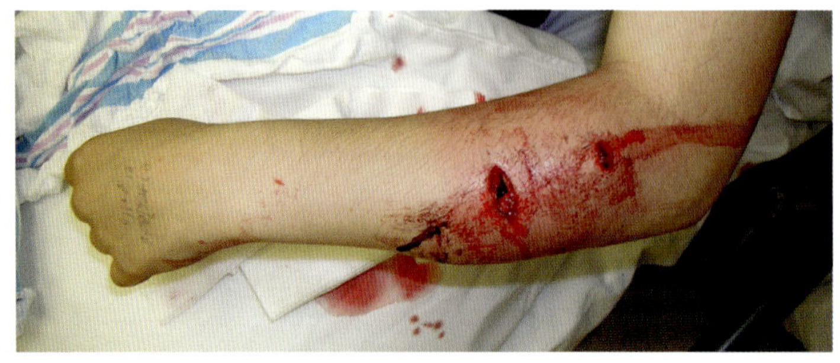

图 5-1 犬类咬伤。

表现	处理
致皮肤破损的咬伤	1.通过直接按压伤口加以止血。 2.对于浅表伤口: • 用肥皂水和流动水冲洗伤口内部和周围。 • 用清洁流动水冲洗伤口内部。 • 伤口涂抹薄层非处方(OTC)抗菌药膏并用无菌纱布覆盖。 3.严重咬伤需要到医疗机构进行清创。 4.对于所有损伤皮肤的咬伤,均应进行医疗救护: • 清创。 • 缝合较大伤口和开放伤口。 • 必要时接种破伤风疫苗。
皮肤完好的咬伤	咬伤部位冰敷 20 分钟。
野生动物咬伤	1.**不要**尝试抓捕该动物。 2.**不要**处死该动物。如果必须处死它,不要击打或射击其头部(脑部)。虽然不常规检测狂犬病病毒,但是一旦需要,该动物脑部可供检测。 3.联系当地医疗卫生机构。

▶ 蛇及其他爬行动物咬伤

施救前,参照第 5~6 页采取相应措施。

毒液需要经过牙齿咬破的伤口注入人体——大约 25%的毒蛇咬伤,毒液不会进入人体(称为干性咬伤)。但是,不要认为所受伤害为干性咬伤。如果看到伤口处齿痕或者确认为响尾蛇(蝮蛇)所伤,那么采取以下措施:

- 使伤者和旁人远离该蛇,避免二次咬伤。即便已被砍死,但蛇头仍能咬人。
- 鼓励伤者休息,保持平静,静止不动。
- **不要**尝试抓捕或处死该蛇。抓捕和射杀可能会导致其他人被咬伤。试着记住蛇的颜色以及蛇头形状。在保持安全距离(远于蛇身长度)基础上进行清晰拍摄,有助于识别该蛇。

- 将蛇咬伤部位的戒指、珠宝首饰、紧身衣物去除,避免患处肿胀受压。
- 轻轻用流动肥皂水冲洗伤口,并在齿痕处覆盖无菌纱布。
- 尽快拨打急救电话,或者将伤者运往医疗机构。

爬行动物	表现	处理
蝮蛇 种类: • 响尾蛇(图 5-2) • 铜头蛇(图 5-3) • 棉口蛇/水腹蛇(图 5-4) 特征: • 三角形,扁平头,头部宽于颈部 • 直立圆形的瞳孔(类似猫眼) • 眼睛和鼻孔之间有对热十分敏感的颊窝 • 只有响尾蛇尾部有响环	• 咬伤部位严重烧灼痛 • 两个小的针刺伤(有人可能只有一个)(图 5-5) • 10~15 分钟发生肿胀;严重者可能整个肢体肿胀 • 6~10 小时伤口变色,形成充血水疱 • 在严重者,可表现为恶心、呕吐、出汗、虚弱乏力	1.拨打急救电话,不要捕捉或者猎杀此蛇。 2.如果可以,带离伤者。如果独自一人且能承受,缓慢行走。 3.响尾蛇咬伤**不要**加压包扎;尚无证据表明加压包扎对响尾蛇咬伤治疗有利。一系列毒理学协会和野外荒野医学学会实践指南均不推荐加压包扎应用于响尾蛇咬伤。 4.注意: • 不要剪开皮肤排出毒液。 • 不要用口吸吮或者其他吸出毒液方式排毒。 • 不要冷敷或冰敷。 • 不要使用乙醇。 • 不要应用电击。 • 不要应用止血带。
珊瑚眼镜蛇 特征: • 体型小,颜色鲜艳,周身布满红色、黄色、黑色相间的三色环纹(图 5-6) • 红色、黑色环纹均以黄色环纹分隔,口鼻部呈黑色 • 为北美洲毒性最大的毒蛇,但是罕见珊瑚眼镜蛇咬伤(图 5-7)	• 缺乏急性期体征(没有急性期症状并不代表咬伤没有危害) • 数小时后可能会发生: 　• 恶心 　• 呕吐 　• 出汗 　• 震颤,寒战 　• 嗜睡 　• 言语不清 　• 视物模糊 　• 吞咽困难 　• 呼吸困难	1.拨打急救电话。不要捕捉或猎杀此蛇。 2.用较宽弹力绷带重叠缠绕包扎。 3.从患肢末端开始向上对整个患肢进行包扎。 4.包扎压力(松紧)与包扎扭伤的踝关节时相同。松紧度以包扎完后能放进一根手指为宜。 5.保持患肢稳定,且低于心脏水平。 6.**不要**切开皮肤或吸出毒液。

(待续)

（续表）

爬行动物	表现	处理
无毒蛇 如果不能肯定，假设为毒蛇	• 皮肤上马蹄铁型(U型)齿痕 • 可能肿胀，变软	1.按浅表伤处理(见第23~25页)。 2.咨询外科医生。
有毒蜥蜴 种类： • 吉拉毒蜥（美国和墨西哥） • 墨西哥毒蜥 特征： • 咬时紧咬不松口且将毒液注入皮肤内	• 针刺样伤口——伤口内可能有断裂的牙齿 • 肿胀，疼痛，常常为剧烈烧灼痛 • 出汗 • 呕吐 • 心率加快 • 气短	1.给予止痛药物。 2.拨打急救电话。 3.处理方法同蝮蛇咬伤。

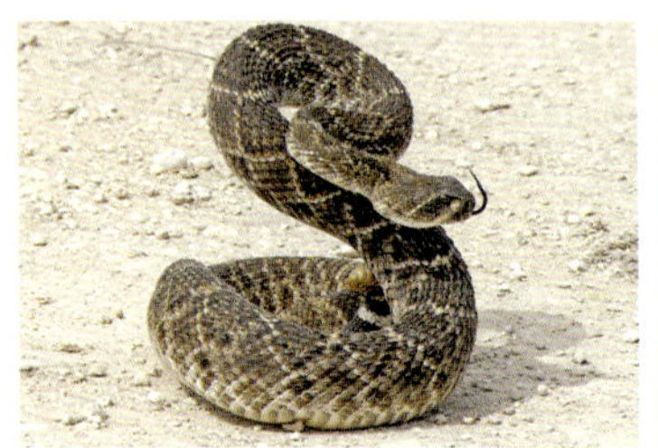

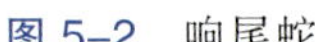
图 5-2　响尾蛇

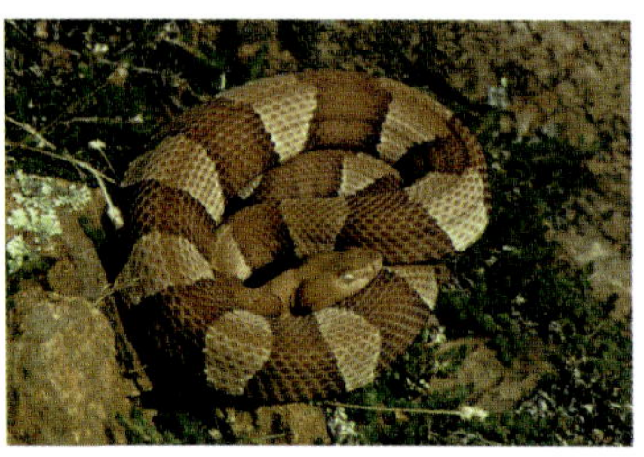
图 5-3　铜头蛇

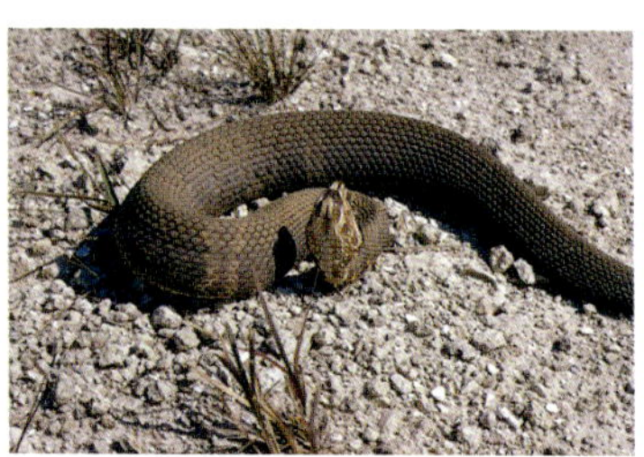
图 5-4　棉口蛇/水腹蛇

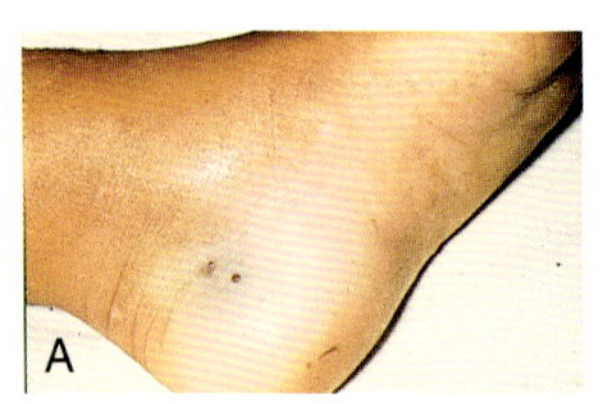

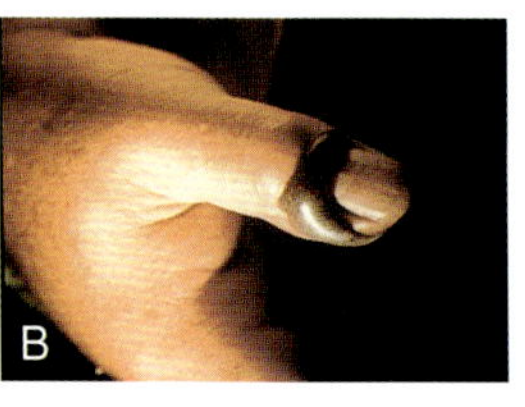

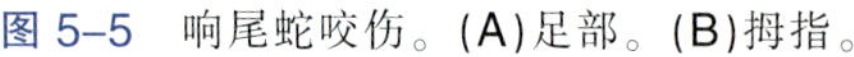
图 5-5　响尾蛇咬伤。(A)足部。(B)拇指。

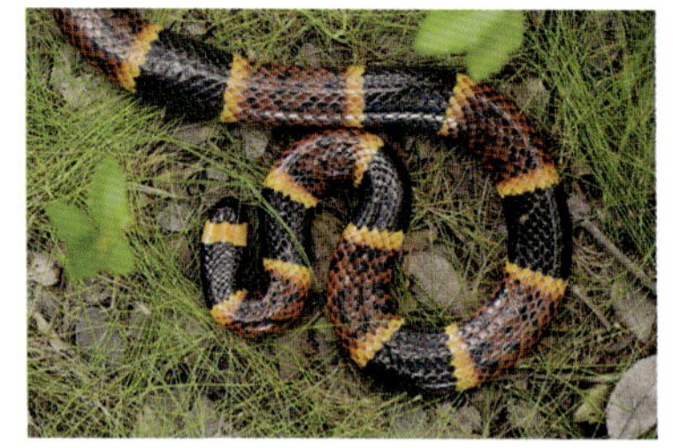
图 5-6　珊瑚眼镜蛇

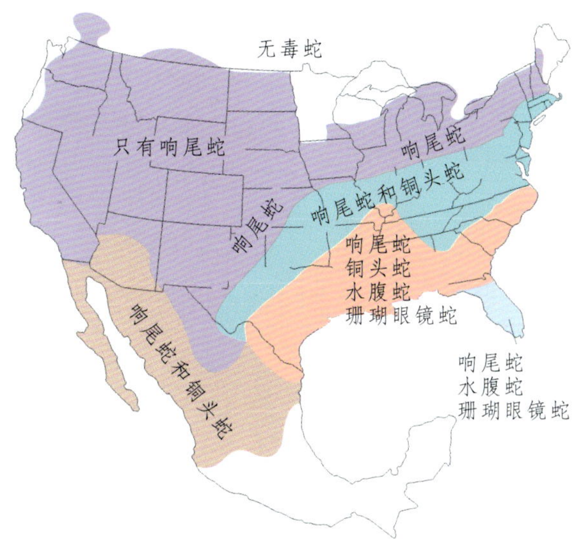

图 5-7 北美洲毒蛇分布图。

▶ 节肢动物咬伤和蜇伤

施救前,参照第 5~6 页采取相应措施。

节肢动物——包括蝎子、蜘蛛、蜈蚣和蜱虫,属于无脊椎动物,身体和足分节。昆虫蜇伤较毒蛇咬伤更易致死。对于有严重反应者,应予标识以便给予相应医疗服务,同时需要处方药肾上腺素。

节肢动物	表现	处理

带刺昆虫(图 5-8)
• 蜜蜂
• 小黄蜂
• 大黄蜂
• 马蜂
• 火蚁
	• 一般反应:
	  • 即刻疼痛,皮肤变红,瘙痒(图 5-9)
	• 令人担忧的反应:
	  • 荨麻疹
	  • 口唇/舌肿胀
	  • 咽喉痒感
	  • 喘息
	• 危及生命的反应:
	  • 皮肤发绀
		1.寻找蜇针;找到后,立即用指甲或者塑料卡(如信用卡)将蜇针和毒牙拔出皮肤;或者将其弹掉。只有蜜蜂将蜇针刺入伤口。**不要**使用镊子。**不要**挤压毒囊,因为毒囊可能不与蜇针相连。
		2.肥皂水冲洗伤口。
		3.伤口冰敷达 20 分钟。用纸巾或者薄而湿润的布料覆盖伤口以隔开皮肤和冰袋。除黄蜂蜇伤外,苏打水可能有效。
		4.给予止痛药物。

(待续)

(续表)

节肢动物	表现	处理
	• 癫痫发作 • 神志丧失 • 声带肿胀所致呼吸困难(由此致死占过敏相关死亡的60%~80%)	5.应用1%的氢化可的松软膏及抗组胺药(苯海拉明)缓解瘙痒和肿胀。 6.对于严重过敏反应,帮助伤者自己使用肾上腺素(见第55页)。 7.监测呼吸,如果呼吸停止,给予心肺复苏(CPR)。 8.对于咽喉及口部蜇伤,可以引起非过敏相关肿胀,此时伤者可以持续吸吮冰块以消肿。
黑寡妇蜘蛛 黑寡妇蜘蛛因雌性与雄性交配后立即咬死雄性配偶而著名,但是“黑”字并不确切,因为5种寡妇蛛中仅有3种是黑色的,其他两种为棕色和灰色(图5-10) 只有成年雌蛛能够叮咬。成年雌性黑寡妇蛛腹面呈黑色,有光泽,腹部常有一个红色沙漏形的图纹,或者白色斑点或条带 大多数人从未见过此类蜘蛛	• 尖锐的针刺感,随后痛感逐渐缓和,呈麻木感 • 两个微小齿痕,看起来像两个小红点 • 严重腹痛 (如果咬伤上臂,会引发剧烈胸痛,酷似心脏病发作) • 头痛、寒战、发热、大汗、恶心、呕吐等	1.肥皂水冲洗伤口。 2.冰敷伤口。 3.给予止痛药物。 4.尽快寻求医疗救护。 5.如果面部肿胀或发生过敏反应,拨打急救电话,并给予适当处理(见第55~56页)。
提琴背蛛 也称为隐士褐蛛,小提琴蛛,褐蛛(图5-11)	• 咬伤后2~8小时发生轻度到重度疼痛 • 48~72小时形成水疱;逐渐变红,甚至皮肤溃疡,看起来像牛眼(图5-12) • 恶心、呕吐,头痛、发热	1.处理方法同黑寡妇蜘蛛咬伤。 2.如果伤口合并感染,涂以抗生素软膏,并以无菌纱布覆盖。 3.寻求医疗救护。
流浪汉蛛 亦称居住地侵袭蜘蛛	与提琴背蛛咬伤后表现相同	处理方法与提琴背蛛咬伤相同。
狼蛛 只有受到猛烈挑衅或者暴力对待时才会咬人。狼蛛会将其绒毛刺入皮肤(图5-13)	搏动性疼痛表现为各种形式,轻度到重度均有,持续1小时	1.处理方法同黑寡妇蜘蛛咬伤。 2.应用胶带粘除皮肤上蜘蛛的绒毛,肥皂水冲洗,应用1%的氢化可的松软膏。 3.给予抗组胺药及止痛药物。

(待续)

（续表）

节肢动物	表现	处理
蝎 在美国，仅有亚利桑那洲发现树皮蝎，目前濒临灭绝。每年 5 月到 8 月为其活动期	• 烧灼痛 • 随后表现为麻木或者刺痛	1.监测呼吸。 2.肥皂水冲洗。 3.冰敷伤口。 4.给予止痛药物。 5.用纱布盖好。 6.严重者寻求医疗护理。
蜈蚣 不要与千足虫混淆，千足虫不能刺入毒液，但能刺激皮肤	• 烧灼痛 • 炎症反应 • 淋巴结轻度肿胀	1.肥皂水清洁伤口。 2.冰敷伤口。 3.给予止痛药物。 4.如果症状持续不缓解，给予抗组胺类药物（苯海拉明）或伤口局部应用 1%的氢化可的松软膏。 5.绝大多数伤口不经处理也会自然好转；但对于反应严重者，需要寻求医疗护理。
蜱 绝大多数蜱虫无害，但蜱虫可以携带疾病（莱姆病、落基山斑疹热、兔热症等）。蜱虫叮刺附着时间越长或者吸血时间越长，疾病传播的机会越大（图 5–15）	• 无前期痛感；可以数日不被发现（图 5–14） • 蜱虫所在部位周围发红，提示蜱虫刺破皮肤，并吸食血液 • 皮疹、发热、寒战 • 咬伤部位表现多样，为小丘疹、严重肿胀、溃疡等	蜱虫叮咬很难移除，不完全移除可能会导致感染。 移除蜱虫方法： 1.应用镊子或者蜱虫专用移除工具抓住蜱虫靠近皮肤的部位（图 5–16）。 2.平稳，用力向上移除。 3.**不要**捻夹蜱虫。 4.蜱虫栖息于皮肤表面，等待蜱虫自行松口（大约 1 分钟）。 5.移除蜱虫，不要用力过大以免损伤蜱虫，造成蜱虫口器滞留于皮肤。 6.**不要**采用以下无效方式移除蜱虫： • 凡士林油 • 指甲钳拔除 • 外用乙醇 • 汽油 • 用散热筷子、热针或者热的回形针碰触 7.**不要**抓蜱虫背部；蜱虫内部器官可能会破裂，导致其内容物挤压入人体。
	蜱虫完全摘除后	1.肥皂水清洁双手及伤口部位。使用外用乙醇消毒预防感染。

（待续）

（续表）

节肢动物	表现	处理
		2.冰敷以减轻疼痛。 3.应用炉甘石液或氢化可的松软膏缓解瘙痒。 4.将蜱虫置于塑料袋中,72小时内将其带给医师以供鉴别并给予可能的抗感染治疗,以预防严重疾病,如莱姆病。 5.蜱虫移除3~30天内发生皮疹、发热或流感样症状[头痛、身体痛和(或)恶心],寻求医疗护理(如果有,可携带该蜱虫)。
	蜱虫口器断裂,滞留于皮肤	1.如果蜱虫移除困难,则将其留置原位,敷以温热抗菌软膏。皮内留存口器通常可以自行移除,皮肤也会自愈。 2.如果发生感染,寻求医疗护理。
恙螨 咬伤可能多达数百个	• 数小时后剧烈瘙痒 • 小红斑点 • 皮肤感染	1.肥皂水冲洗,反复冲洗多次。 2.冰敷伤口。 3.应用1%的氢化可的松软膏或炉甘石液。 4.应用抗组胺药(苯海拉明)。
蚊子	• 瘙痒 • 轻度肿胀	1.肥皂水冲洗患处。 2.冰敷患处。 3.应用炉甘石液或1%的氢化可的松软膏以缓解瘙痒。 4.对于多处蚊虫叮咬或者发生迟发性过敏反应者,每6小时应用抗组胺药(苯海拉明)或者处方药皮质醇类可能有益。
跳蚤	• 瘙痒 • 多发咬伤,新伤旧伤并发	1.冰敷伤口。 2.应用1%的氢化可的松软膏。 3.应用抗组胺药(苯海拉明)。

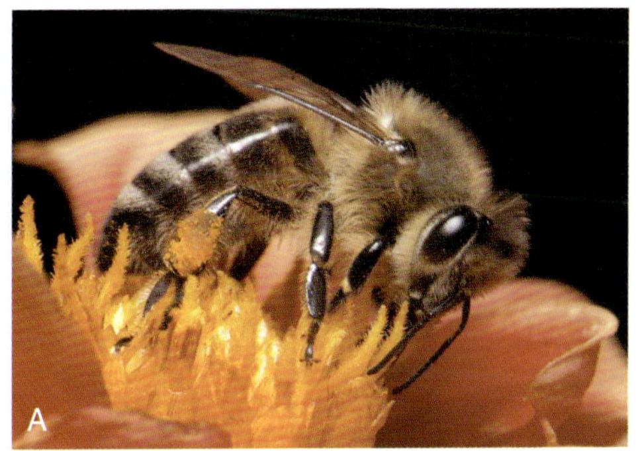

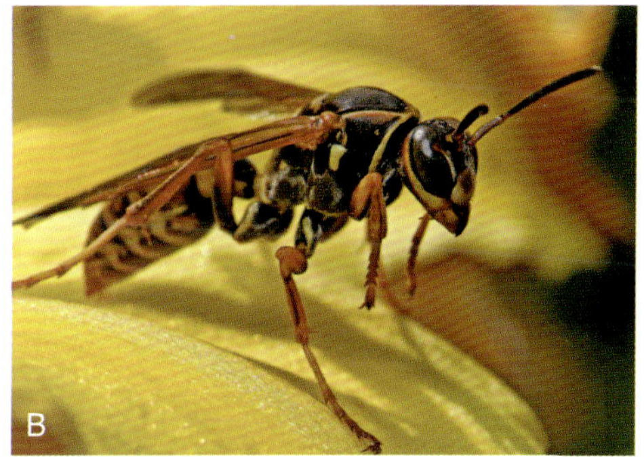

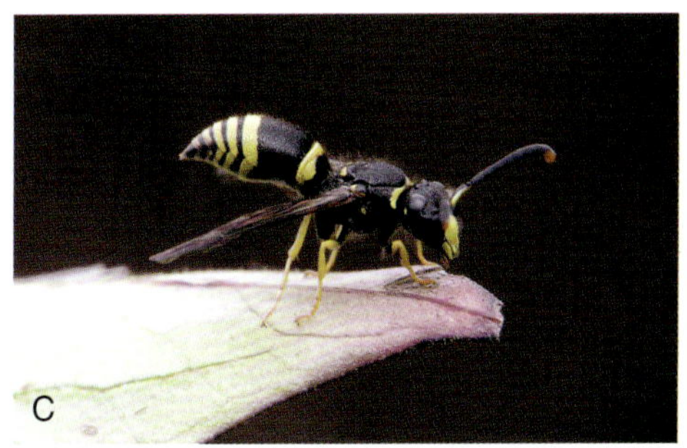

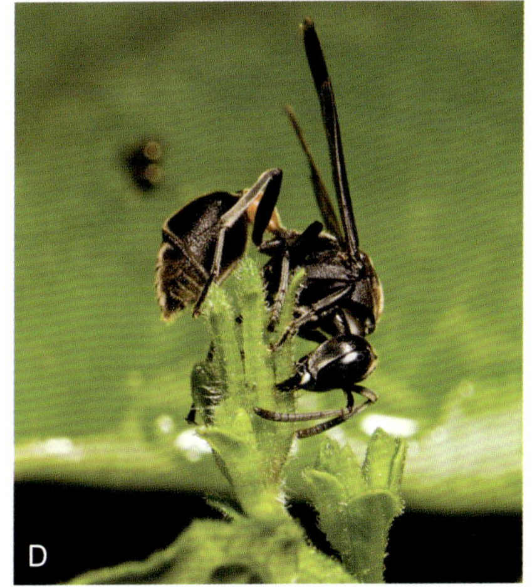

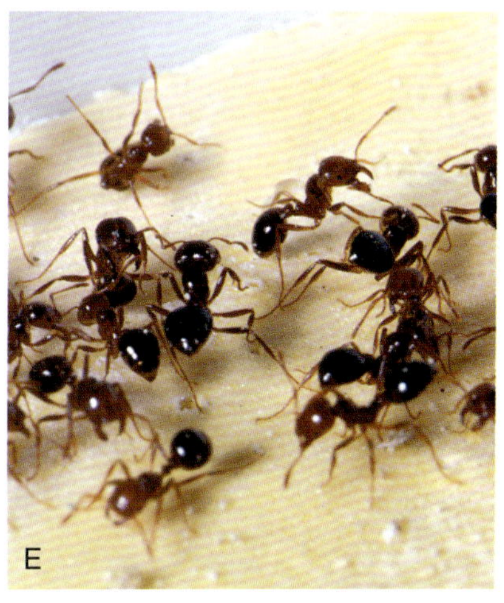

图 5-8　带刺昆虫。(A)蜜蜂,(B)小黄蜂,(C)大黄蜂,(D)马蜂,(E)火蚁。

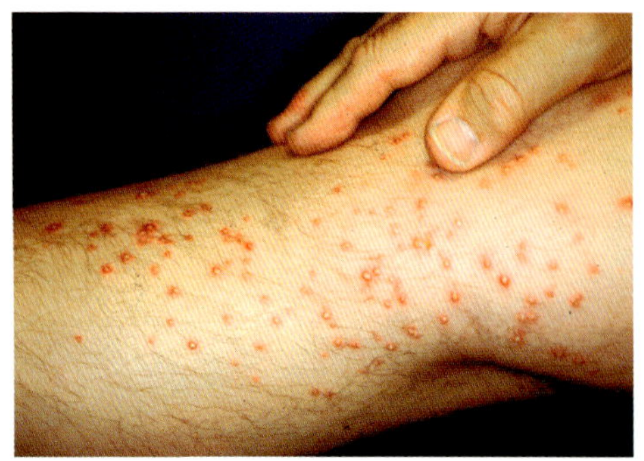

图 5-9 火蚁叮咬。

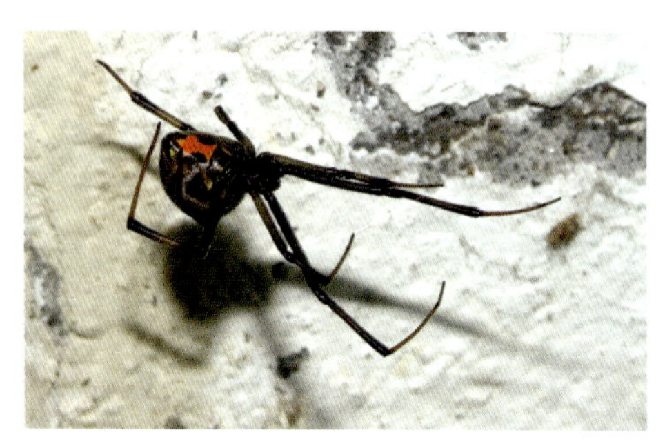

图 5-10 黑寡妇蜘蛛。

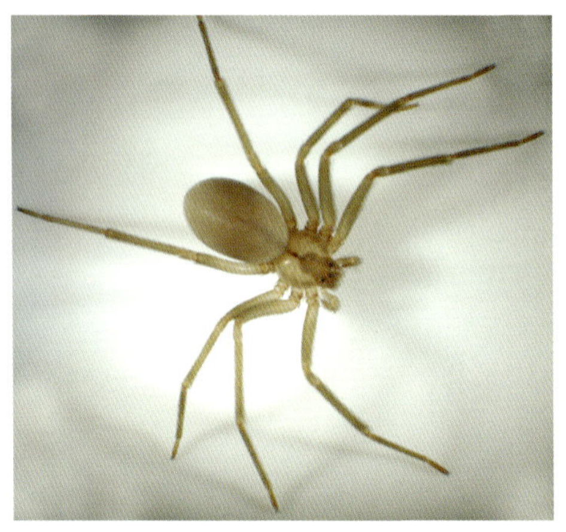

图 5-11 提琴背蛛。

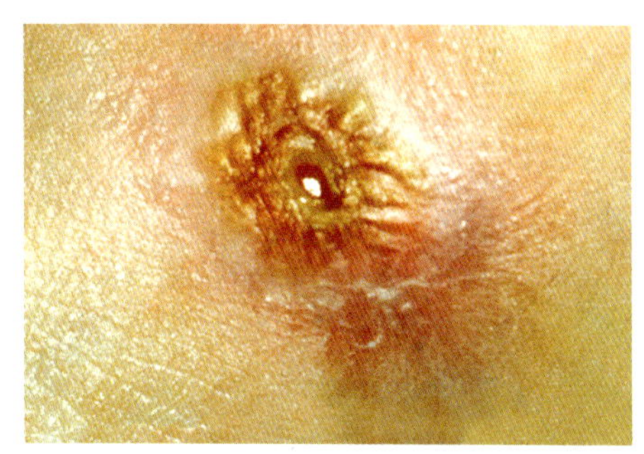

图 5-12 牛眼疹(提琴背蛛咬伤)。

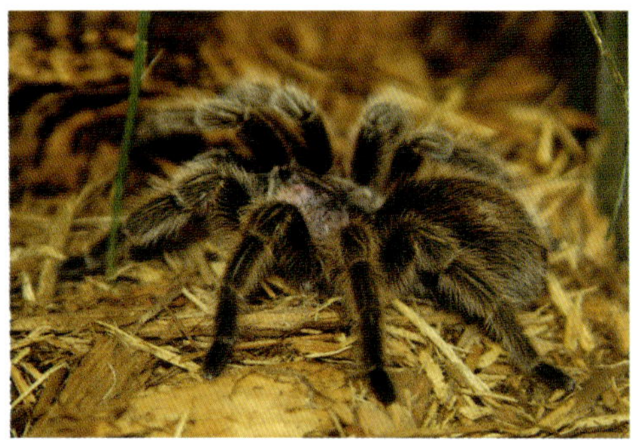

图 5-13 狼蛛。

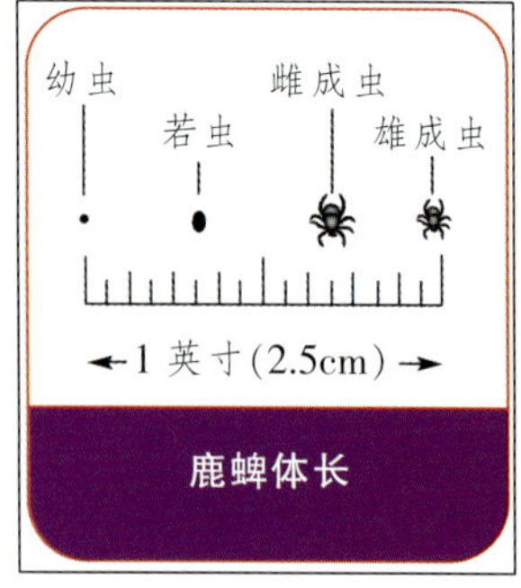

图 5-14 鹿蜱。

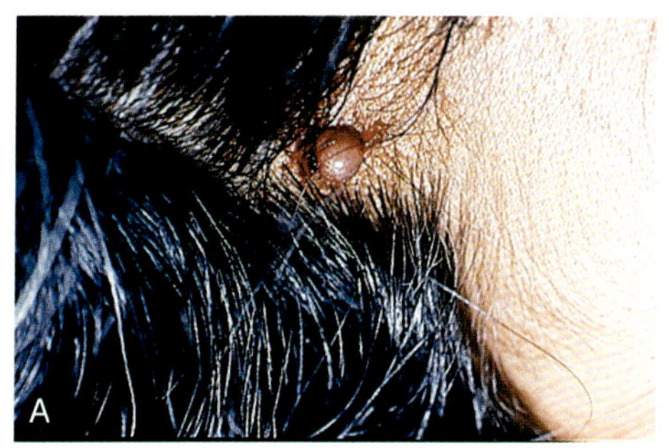

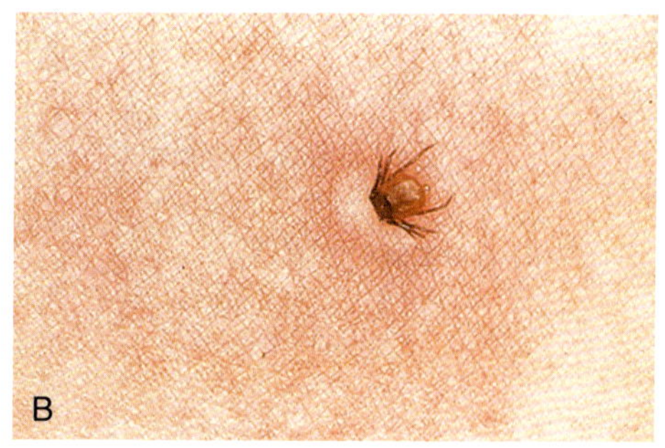

图 5-15　(A)蜱虫附着吸血,(B)蜱虫附着。

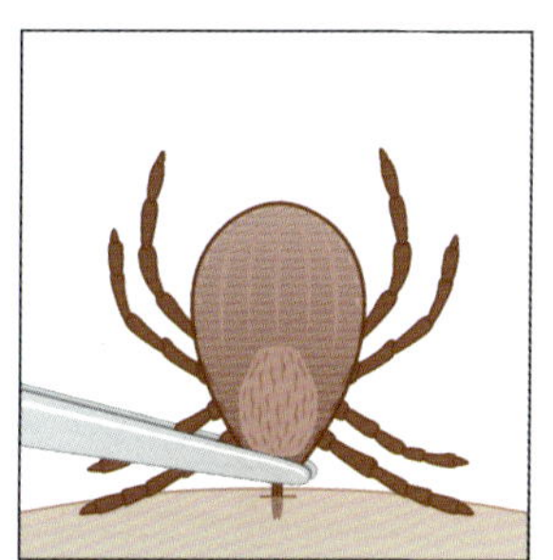

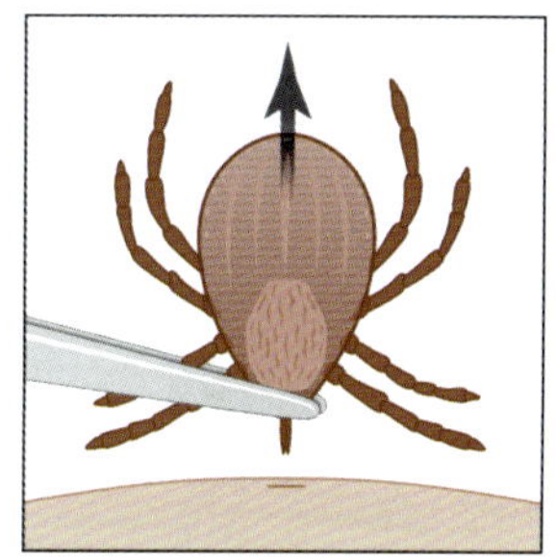

图 5-16　镊子移除蜱虫。

海洋动物伤害

提供救助前,参照第 5~6 页采取相应措施。

如果伤者发生呼吸停止,严重出血,有严重过敏反应表现如呼吸困难,面部或身体大部分受累,需要召集救生员或拨打急救电话。

对于一种水母蜇伤的处理方法可能会加重其他水母蜇伤。因此,目前对于水母蜇伤采取何种最佳处理方法尚不明确。例如,水母蜇伤是否应该应用醋酸进行治疗尚存争议。《急诊医学年报》刊登的一篇综述表明:19 篇著名医学文章发现,在北美洲,绝大多数种类的水母蜇伤后应用醋酸会加重疼痛或者促进刺细胞放电,因此,不应该应用醋酸处理水母蜇伤。可能的话,应询问当地专家。

伤害类型	海洋生物	处理
咬伤,撕裂伤,刺伤	• 鲨鱼(图 5-17) • 梭鱼 • 电鳗 • 海豹	1.监测呼吸。 2.控制出血。 3.肥皂水冲洗伤口。 4.高压水流冲洗伤口。 5.治疗休克。
蜇伤	• 水母(图 5-18) • 葡萄牙军舰水母(图 5-19) • 海葵 • 红珊瑚	**对于北美洲物种:** 1.用海水冲洗掉触须,**不要**使用淡水。 2.醋酸治疗水母蜇伤尚存争议;治疗某一种水母蜇伤的方法可能会加重其他种类水母蜇伤。只有夏威夷箱型水母和葡萄牙军舰水母蜇伤后,可以将患处浸于醋酸中约 30 秒。 3.用镊子或清洁木棒等迅速将触角移除。 4.北美洲及夏威夷水母蜇伤,用非沸腾热水浸泡 20 分钟。局部应用 OTC 药物利多卡因。 5.**不要**采取以下方式补救:尿液、乙醇、弹力绷带等。
带有毒液的咬伤	• 海蛇 • 章鱼 • 鸡心螺	1.监测呼吸。 2.控制出血。 3.整个患肢加压包扎。
(体刺)刺伤	• 黄貂鱼(图 5-20) • 蝎子鱼(鲉) • 石鱼 • 海星 • 鲶鱼	1.患处浸泡于热水中 30~90 分钟或者直到疼痛缓解。水温**不要**过高以免烫伤。 2.用镊子夹除残片。 3.肥皂水冲洗伤口。 4.高压水流冲洗患处。 5.处理伤口。

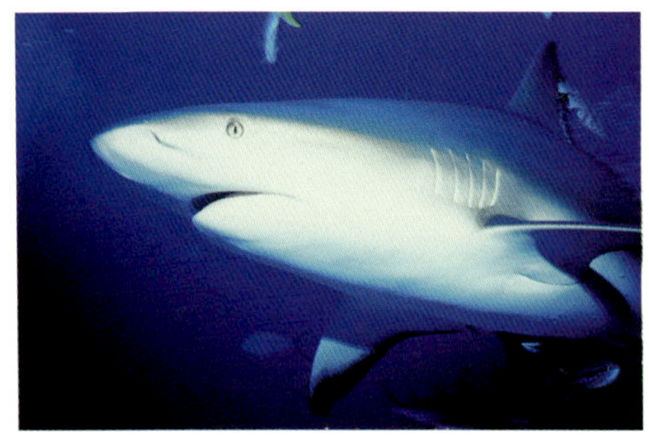

图 5-17 鲨鱼。

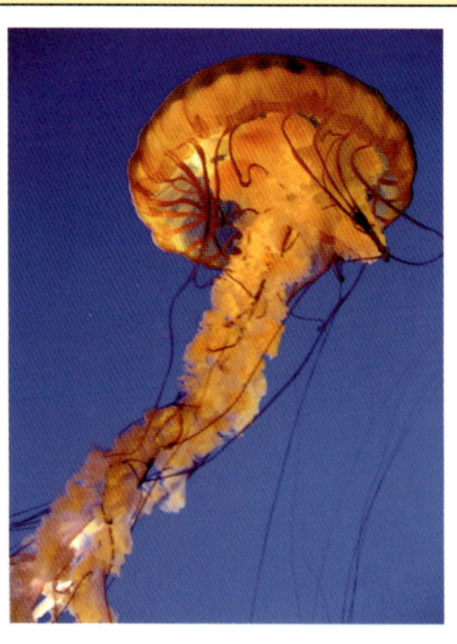

图 5-18 水母。

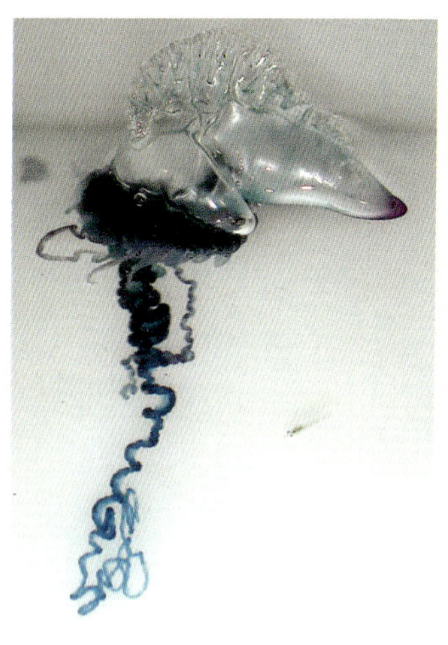

图 5-19　葡萄牙军舰水母。

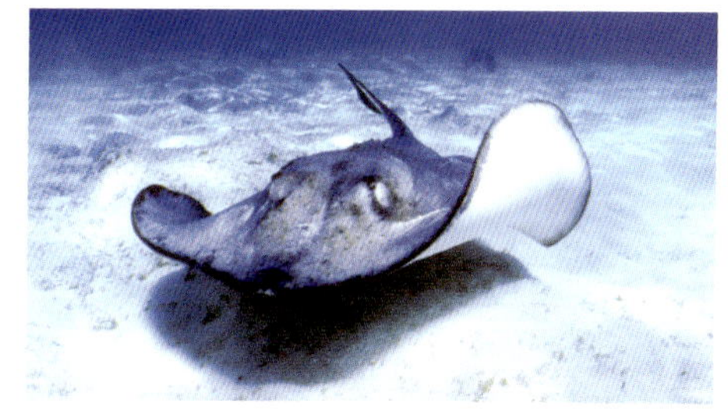

图 5-20　黄貂鱼。

高温相关急救

中暑临床表现多样，一些很常见，只有热射病（heat stroke）危及生命，如果不积极救治，会引起死亡。美国国家气象局绘制的热指数图列举了不同温度和湿度下中暑发生风险（图 5-21）。

温度（华氏°F）

相对湿度（%）	80	82	84	86	88	90	92	94	96	98	100	102	104	106	108	110
40	80	81	83	85	88	91	94	97	101	105	109	114	119	124	130	136
45	80	82	84	87	89	93	96	100	104	109	114	119	124	130	137	
50	81	83	85	88	91	95	99	103	108	113	118	124	131	137		
55	81	84	86	89	93	97	101	106	112	117	124	130	137			
60	82	84	88	91	95	100	105	110	116	123	129	137				
65	82	85	89	93	98	103	108	114	121	128	136					
70	83	86	90	95	100	105	112	119	126	134						
75	84	88	92	97	103	109	116	124	132							
80	84	89	94	100	106	113	121	129								
85	85	90	96	102	110	117	126	135								
90	86	91	98	105	113	122	131									
95	86	93	100	108	117	127										
100	87	95	103	112	121	132										

Courtesy of NOAA

与暴露时间和剧烈活动相关的高热中暑发生可能性

□ 小心　□ 极度小心　□ 危险　■ 极度危险

图 5-21　高温指数表。[备注：℃=(°F-32)÷1.8]

热射病

热射病分为两种类型:非劳力性和劳力性。

非劳力性热射病特点:

- 多见于老年人、慢性疾病或长期卧床者、服用特定处方药者、吸毒或酗酒者。
- 常发生于热浪期间。
- 患者无汗。

劳力性热射病特点:

- 多见于不适应高温的青壮年。
- 常常发生在剧烈活动后。
- 大约 50%的患者会出汗。

热射病危及生命,必须快速施救!

表现	处理
• 触摸皮肤温度极高,常常干燥无汗,但是高强度作业或者活动后大汗可致皮肤湿润。 • 精神状态可表现为轻度思维混乱、躁动不安、定向力障碍,甚至意识丧失。	1.将伤者从高温环境移至阴凉区域。 2.脱去伤者衣服,保留内衣。 3.采用任何可能的方法给伤者降温。在一些偏远地区,降温实施很难。以下方法(以降温效果排序)可行时立即给伤者降温。 • 冷水浸泡全身:将伤者颈部以下浸泡于冷水中。切记**不要**离开伤者。 • 蒸发冷却法:向伤者皮肤喷冷水或泼冷水并用力扇风。 • 冰敷降温法:将冰袋置于伤者腋下、腹股沟和颈部两侧。 4.**不要**使用阿司匹林或者对乙酰氨基酚等药物,这些药物对热射病所致的高热无效。 5.精神状态好转后停止降温。 6.降温后伤者体温可能会再次升高,因此需要频繁监测伤者生命体征。 7.尽快拨打急救电话。

热衰竭

热衰竭不同于热射病,因其不伴有意识障碍,且伤者周身湿冷而非高热。但是,处理时同样需要给伤者降温,只是不必像治疗热射病一样紧急,24 小时以内恢复即可。

表现	处理
• 出汗 • 干渴 • 疲劳 • 流感样症状(头痛,全身疼痛,恶心) • 呼吸短促 • 心跳过速	1.将伤者移至凉爽处。 2.脱去过多衣物。 3.将冷水喷洒或泼于伤者皮肤,快速有力扇风。 4.如果伤者可以吞咽,给予市售运动型饮料、果汁或者低浓度盐水;如果没有上述选择,可给予冷水。**不要**给伤者服用盐片。 5. 如果30分钟内病情未见好转,拨打急救电话。热衰竭可进展为热射病。

低钠血症(水中毒)

低钠血症,又称水中毒,常发生于机体摄入水分过多,钠排出过多。除非长期大汗并摄入大量水分,一般情况下不会发生低钠血症。

表现	处理
• 大量饮水(>1L/小时) • 尿频,尿液清亮 • 长期大汗 • 头晕,虚弱,恶心,呕吐,头痛 • 意识障碍 • 严重低钠可导致癫痫发作或者意识丧失,甚至致死	1.将伤者移至凉爽区域。 2.补液**不要**太多。 3.给予高盐食物。**不要**给予盐片,因其可刺激胃部,引发恶心和呕吐。 4.如果伤者出现意识障碍,尽快拨打急救电话。

热痉挛

表现	处理
剧烈活动时或活动后出现下肢后侧及腹部肌群痉挛性疼痛	症状缓解可能需要数小时。 1.伤者于清凉处休息。 2.给予低温低浓度盐水(1/4茶匙的盐即1.25g盐,溶于1L水)或给予市售运动型饮料。**不要**给予盐片。 3.拉伸痉挛的肌肉。

热性晕厥

表现	处理
高热环境下剧烈体力活动后即刻发生的头晕或者晕厥	1.如果伤者意识丧失,检查其呼吸。热性晕厥者常可快速恢复。 2.如果伤者跌倒,检查是否有外伤。 3.将患者置于凉爽区域休息或静卧。 4.低温湿布擦拭皮肤或使用喷壶保持皮肤湿润。 5.若伤者无呕吐,意识清楚,能够吞咽,给予低温低浓度盐水(1/4 茶匙的盐即 1.25g 盐,溶于 1L 水)。不要给予盐片。

热性水肿

表现	处理
高热环境下最初数天发生足部及踝部肿胀	1.伤者穿支撑袜。 2.抬高患肢。

热性皮疹(痱子)

表现	处理
出汗潮湿的皮肤处瘙痒皮疹;常见于汗液蒸发不畅的潮湿部位	1.保持皮肤干燥凉爽。 2.减少高温暴露。

▶ 低温相关急救

低体温

提供救助前,参照第 5~6 页采取相应措施。

低体温不仅仅发生在冰点温度以下(图 5–22)。体温(正常体温 98.6°F,即 37℃)下降超过 2 度时即可发生低体温。严重低体温会危及生命。检查是否有冻伤。

低体温处理方法:

1.停止热量流失

- 伤者脱离低温环境。
- 动作轻柔。
- 将湿冷衣物脱掉换为干爽衣物。
- 将毛毯、毛巾、枕头、睡袋等保温物品置于伤者身下及四周。盖上头部。
- 外加防潮层(如,防水帆布、塑料布、垃圾袋等)以防热量流失。**不要**遮住口鼻。如果不能脱去湿冷衣物,将防潮层置于衣物和保温层中间。对于衣物干燥者,防潮层可以置于保温层外。

2.保持伤者处于平卧位

对于低体温护理应注意:

- 如果伤者出现神志障碍或者反应能力差,**不要**给其温热饮料,否则可能会发生窒息或者液体误吸。如果伤者神志清楚可以自主吞咽,为其提供温热、高糖饮料,这些可提供更多的热量。
- **不要**摩擦四肢末端。
- **不要**给伤者淋浴或置于浴缸中。

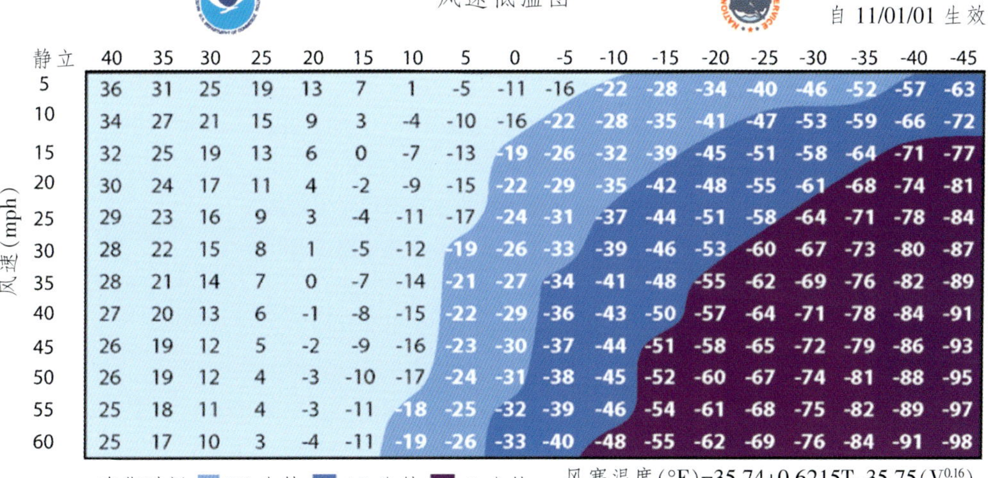

风速(mph) \ 静立	40	35	30	25	20	15	10	5	0	-5	-10	-15	-20	-25	-30	-35	-40	-45
5	36	31	25	19	13	7	1	-5	-11	-16	-22	-28	-34	-40	-46	-52	-57	-63
10	34	27	21	15	9	3	-4	-10	-16	-22	-28	-35	-41	-47	-53	-59	-66	-72
15	32	25	19	13	6	0	-7	-13	-19	-26	-32	-39	-45	-51	-58	-64	-71	-77
20	30	24	17	11	4	-2	-9	-15	-22	-29	-35	-42	-48	-55	-61	-68	-74	-81
25	29	23	16	9	3	-4	-11	-17	-24	-31	-37	-44	-51	-58	-64	-71	-78	-84
30	28	22	15	8	1	-5	-12	-19	-26	-33	-39	-46	-53	-60	-67	-73	-80	-87
35	28	21	14	7	0	-7	-14	-21	-27	-34	-41	-48	-55	-62	-69	-76	-82	-89
40	27	20	13	6	-1	-8	-15	-22	-29	-36	-43	-50	-57	-64	-71	-78	-84	-91
45	26	19	12	5	-2	-9	-16	-23	-30	-37	-44	-51	-58	-65	-72	-79	-86	-93
50	26	19	12	4	-3	-10	-17	-24	-31	-38	-45	-52	-60	-67	-74	-81	-88	-95
55	25	18	11	4	-3	-11	-18	-25	-32	-39	-46	-54	-61	-68	-75	-82	-89	-97
60	25	17	10	3	-4	-11	-19	-26	-33	-40	-48	-55	-62	-69	-76	-84	-91	-98

冻伤时间　30 分钟　10 分钟　5 分钟

风寒温度(°F)$=35.74+0.6215T-35.75(V^{0.16})+0.4275T(V^{0.16})$

T=气温(°F),V=风速(mph)

图 5–22　风速低温图。

轻度低体温

表现	处理
• 强烈而不受控制的颤抖。颤抖对于轻度低体温者是生理所需，以产生热量使其变暖 • Umbles 综合征——喃喃自语(grumbles)、言语失常(mumbles)、手不听使唤(乱摸索)(fumbles)、步履蹒跚(stumbles)、翻滚跌倒(tumbles) • 腹部、胸部或后背部皮肤发凉、冰冷	1.采取前述方法处理。 2.先后给胸部、腋窝、背部复温(按此顺序)。可以用大面积的电热片、电热毯或者热水壶。将保温层置于皮肤和复温热源之间以防皮肤烫伤。 3.对于意识清醒、低体温症状不太严重的伤者，用 42℃~45℃温热水冲洗四肢，臂部至手肘，腿部至膝盖。 4.给予温暖含糖饮料以提供能量(卡路里)，给予心理支持。但这些饮料不能提供充足的热量以使伤者复温。 5.**不要**给伤者饮酒，因为乙醇能扩张血管，导致更多的热量流失。 6.**不要**让伤者吸烟。 7.如果伤者已经充分复温并且精神正常，则常常不需要将伤者转运至医疗机构。

严重低体温

表现	处理
• 肌肉僵硬强直 • 不颤抖 • 皮肤冰冷发绀 • 神志障碍 • 心率减慢 • 呼吸减慢 • 看似死亡	1.采取前述方法处理。 2.剪掉并脱去伤者潮湿衣物。 3.监测呼吸，必要时给予 CPR。 以下情况，**不要**实施 CPR： • 伤者浸于冷水中长达 1 小时以上。 • 伤者有明显的致死性创伤。 • 伤者冻僵(如，气管有冰)。 • 胸廓僵挺或者无法被按动。 • 施救者虚脱或者本身处于危险中。 4.拨打急救电话。 5.开始 CPR 前用 45 秒钟监测伤者心率。 6.如果条件允许，按顺序先后给伤者胸部、腋窝、后背复温。使用较大块的电热片或电热毯，较大化学供热贴或者暖水瓶。将保温层置于伤者皮肤和复温热源之间，以防皮肤烫伤。

冻伤

提供救助前，按照第 5~6 页采取相应措施。

冻伤仅在冰点温度以下出现，主要见于双脚、双手、耳朵和鼻子（图 5-23）。所有冻伤均应采取同样的急救处理。出现冻伤后，将伤者移至温暖环境。如果伤者足部冻伤，则**不要**行走。将冻伤处衣物脱去，首饰（如指环）摘除。

冻伤的严重程度和范围在回暖后数小时内很难判断。冻伤部位发生组织坏死（坏疽）后将产生严重后果；如果发生坏疽，则需要切除患处或截肢。组织冻僵时间越长，损伤越严重。对于有冻疮的伤者要检查是否合并低体温。处理冻伤前首先处理低体温及其他危及生命的损伤。尽快寻求医疗护理。

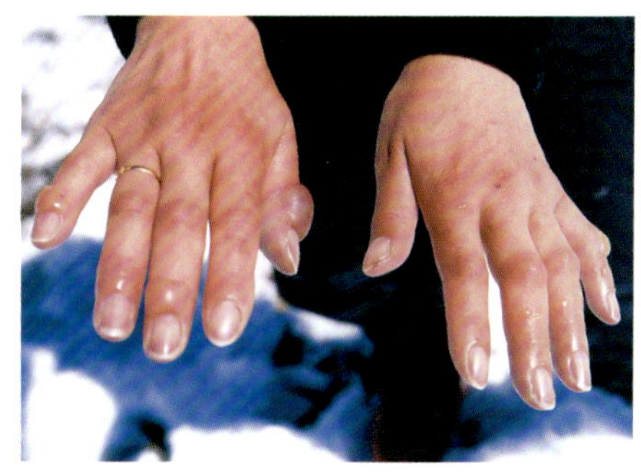

图 5-23　冻伤 6 小时的手指用 42℃温水复温后的样子。

表现	处理
回暖前，可将冻伤分为表浅冻伤和深层冻伤： 表浅冻伤 • 皮肤呈白色、苍白或苍黄 • 患处冰凉麻木感。可有刺痛、针刺感或疼痛感 • 表皮僵硬，轻轻按压时皮下组织柔软 深层冻伤 • 受损部位冰冷、坚硬且固定，无法按压，触之如木板或冻肉 • 受损部位皮肤苍白、暗淡 • 疼痛冰冷部位突感痛觉消失	1.将伤者移至温暖环境。尽可能在医疗救护到达前避免使用患肢。 2.去除所有湿冷衣物及束缚物（如指环等），以免影响血液循环。 3.以下情况下**不要**尝试复温：①2 小时内能够得到医疗救护；②患处已经回暖；③没有温暖环境、温水时；④有再次冻伤风险时。 4.以下情况下采取快速湿润复温法：①医疗救援超过 2 小时以后才能到达；②受伤部位没有再次冻伤风险；③有温暖环境及温水。尽管推荐快速复温，但施救者可能无法避免缓慢复温；在没有其他方法可行时，采取缓慢复温。 5.快速湿润复温法：将患处置于温水（水温 38℃~40℃）中。**不要**使用其他热源（如火、电热器、烤炉）。如果没有温度计，将手置于水中 30 秒检查水温以免烫伤。需要时添加温水以保持水温恒定。复温通常需要 20~40 分钟或者直到患处触之柔软并呈红或紫色。自然晾干患处，**不要**摩擦。复温过程中给予布洛芬控制剧痛。对于耳朵或面部损伤，最好使用温暖湿毛巾热敷，并频繁更换毛巾。 6.注意： • **不要**摩擦或按摩患处。

（待续）

(续表)

表现	处理
	• **不要**将冰块、雪或冷水用于患处。 • **不要**使用壁炉、车辆排气管或火烤使患处复温。 • **不要**刺破水疱。 • **不要**让伤者吸烟或饮酒。 • 有再次冻伤可能时**不要**复温。 • **不要**让已解冻部位再次冻伤,以防更大损伤发生(如,坏疽)。

回暖后,冻伤根据程度进行分级,与烧伤分级类似:
• 一度冻伤
  • 冻伤部位温暖、肿胀、柔软
• 二度冻伤
  • 回暖后数分钟到数小时有水疱形成,且数天后水疱扩大(图 5-24)
• 三度冻伤
  • 水疱内充盈红-蓝色或紫色液体。周围皮肤可呈红色或者蓝色,加压后变成白色。
	回暖后:
	1.如果足部受伤,则禁止伤者走动。除非只有脚趾受伤,否则回暖后足部将会失用。
	2.避免患处接触衣物或者被褥。
	3.受伤部位以及手指和脚趾之间放置松软、干燥、清洁纱布,以保持患处干燥,并避免粘连。
	4.患肢轻轻抬高至高于心脏水平,以减轻疼痛和肿胀。
	5.使用芦荟胶促进皮肤愈合。
	6.使用布洛芬止痛消炎。
	7.如果伤者清醒可自行吞咽,可口服补液。
	8.尽快寻求医疗救护。

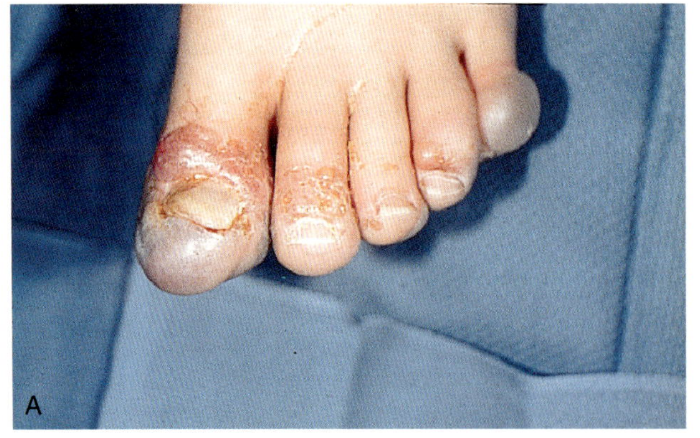

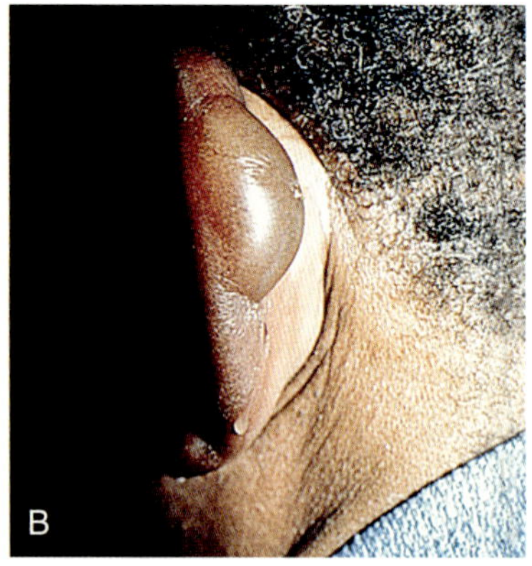

图 5-24 脚趾(A)和耳朵(B)三度冻伤。

冻结伤

冻结伤是由于水在皮肤上结冰所致。冻结伤和冻伤很难区分。冻结伤有可能进展为严重冻伤，因此对于冻结伤应该采取严格护理。

表现	处理
• 皮肤发黄或发灰 • 皮肤上可见结冰 • 首先刺痛、麻木，随后进展为疼痛	1.将伤者带至温暖环境。 2.将受伤处置于温暖肢体旁边缓慢复温或者将毛巾包裹暖贴放置患处缓慢复温。对于鼻部，可以将双手合十覆盖保暖复温。 3.不要摩擦患处。

▶ 中毒

提供救助前，参照第 5~6 页采取相应措施。

吞服中毒

幸运的是，大多数毒物毒性作用较小或者吞服较小剂量往往不会产生严重中毒反应。但是，也有可能发生严重或致死性中毒反应。

表现	处理
• 腹痛，常为绞痛 • 恶心或呕吐 • 腹泻 • 口周及口腔内烧伤、异味或者皮肤变色 • 嗜睡或神志不清 • 癫痫发作 • 附近往往有毒物容器	1.尽量确定以下信息: • 伤者年龄和体重。 • 伤者伤情。 • 伤者吞服了何种毒物。 • 吞服了多久。 • 吞服了多少毒物。 2.对于清醒伤者，拨打国家中毒控制中心热线(备注：我国为 010-63131122)。如果伤者已无意识，拨打急救电话。 3.根据其指示处理。 4.将伤者取左侧卧位，以延缓毒物进入小肠；如果发生呕吐可以预防误吸。 5.监测呼吸，如果呼吸停止，马上开始 CPR。

(待续)

(续表)

表现	处理
	6.注意: • 如果没有国家中毒控制中心建议,不要进食或喝水。 • 不要使用吐根糖浆或者触碰咽后壁等方法催吐。 • 如果没有国家毒物控制中心建议,不要给予活性炭。 • 不要根据容器标签所示实施急救。 • 除具有腐蚀性毒物(酸性或碱性物质)吞食外,如果没有毒物控制中心建议,不要给予水或牛奶稀释毒物。因为液体能够加快固体毒物(如药片或胶囊等)溶解并加快胃部充盈,促使胃内容物(毒物)移动至小肠,小肠具有较强的吸收功能,会加速毒物吸收。此外,还有可能发生呕吐和误吸。

吸入中毒

即便看起来已经恢复正常,所有受影响人员均应给予医疗护理。如果现场比较安全,立即将伤者移至空气清新环境中。除非有相应防护设备且受过正规培训,否则不要进入中毒现场。

表现	处理

• 头痛
• 耳鸣
• 胸痛(心绞痛)
• 肌无力
• 恶心、呕吐
• 头晕,视觉异常(视物模糊或复视)
• 神志不清
• 呼吸停止、心脏停搏
• 怀疑一氧化碳(CO)中毒:
  • 症状反复,发生后可自行缓解
  • 症状在特定地点或一天中特定时间加重或缓解
  • 与患者同环境其他人也有类似表现
  • 宠物表现异常
	1.尽快拨打急救电话。
	2.尽可能确定:
	  • 吸入何物。
	  • 暴露时间。
	  • 毒物吸入多长时间。
	  • 伤者情况。
	3.伤者取坐位或者卧位,或者取最有利于呼吸的舒适体位。做好背部支撑以利于呼吸。
	4.监测呼吸,如果呼吸停止,给予CPR。

毒葛反应(毒葛、毒栎、毒漆树)

提供救助前,参照第 5~6 页采取相应措施。

毒葛生长于除夏威夷和阿拉斯加外的美国大部分地区(图 5–25)。毒栎生长于美国东部地区及西海岸(图 5–26)。毒漆树主要生长于东海岸(尤其是东南部)的沼泽地区(图 5–27)。

一个地方的毒葛与另一个地方的毒葛长相有所不同,同样,东海岸和西海岸的毒栎看起来区别也很大。然而,这些毒葛所致皮炎的临床表现和治疗方法却相似(图 5–28)。

这类植物所含有毒物质为其汁液中的一种化学成分——漆酚(urushiol)。这类植物所有部分包括叶子、茎、根、花和浆果中均含有漆酚油。暴露于此类植物的人员中大约 50%会暴发皮疹。毒葛暴露 6 小时后即可发生早期过敏反应,表现为与毒葛接触部位皮肤上成排小水疱形成,随后皮肤变红、肿胀,水疱扩大。通常情况下,暴露后 24~72 小时症状发作。首次皮疹暴发后 2 周以内,身体其他部位也可能起皮疹。这取决于皮肤接触漆酚的量和(或)吸收漆酚的部位。

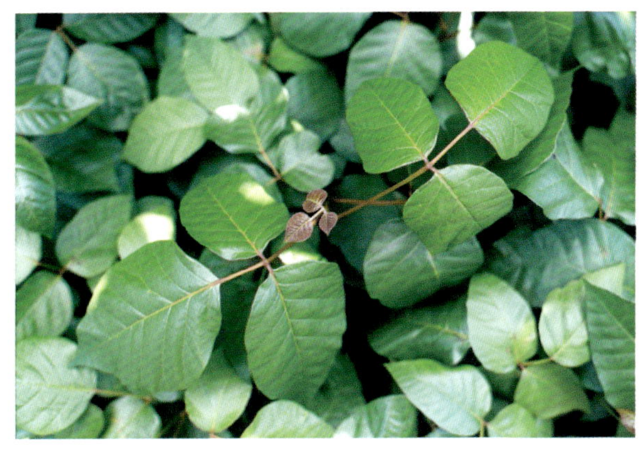

图 5–25 毒葛。

毒葛、毒栎和毒漆树所致皮炎具有自限性。轻度皮炎未经治疗可在两周内消退。通常不适感较为强烈,非处方药(OTC)1%的氢化可的松软膏或油膏起效甚微。尽管急救处理不能治愈此皮疹,但却能减轻痛苦。对于严重皮疹寻求医疗帮助。

由于此皮疹不具有传染性,且水疱液中不含漆酚,因此不必担心传染给他人。然而,漆酚可附着于动物皮毛中或者存在于燃烧植物的烟中,人在接触后可能发生过敏反应。

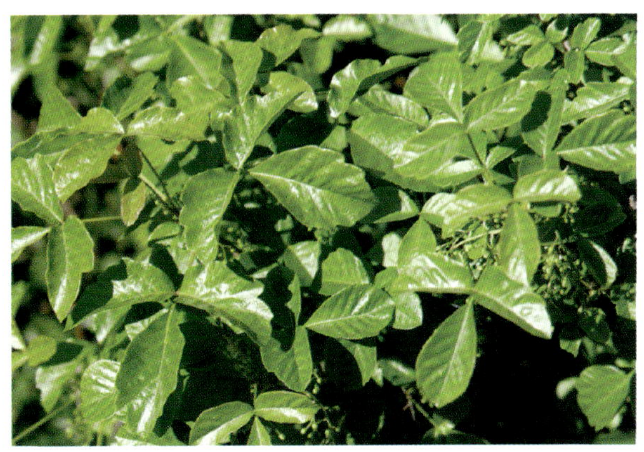

图 5–26 毒栎。

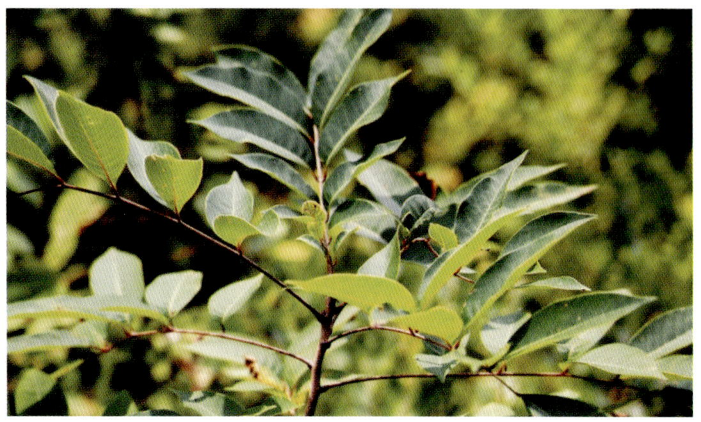

图 5-27　毒漆树。

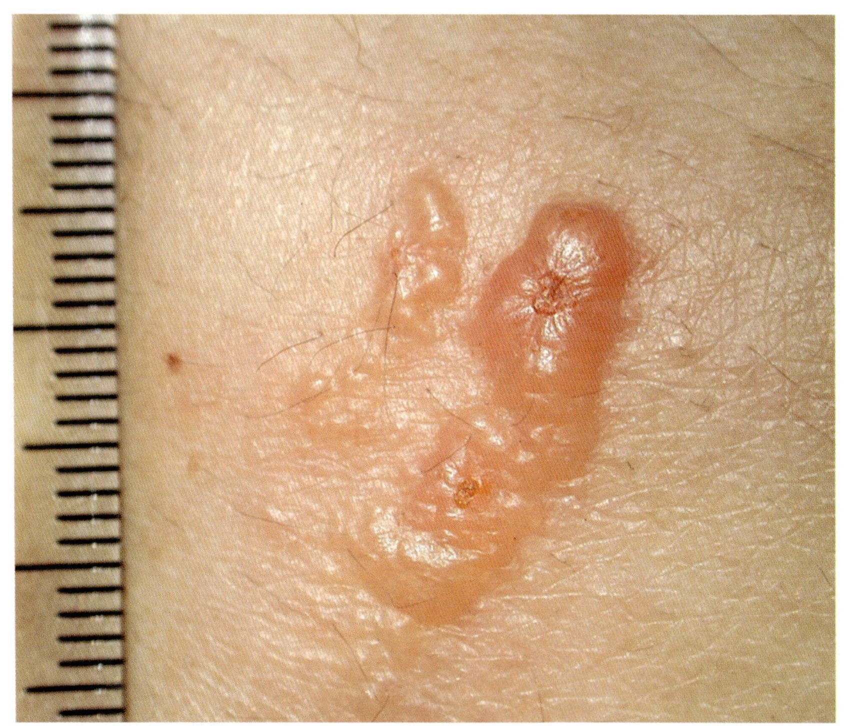

图 5-28　毒葛所致水疱性皮炎。

表现	处理
敏感皮肤接触 5 分钟以内，非敏感皮肤接触 1 小时以内	暴露 5 分钟以内: 1.外用乙醇轻拭皮肤,**不要**接触痛处,**禁用**袋装乙醇湿巾。 2.然后用流动冷水冲洗患处,如果没有外用乙醇,可直接用流动冷水冲洗。肥皂非必要使用,但如果使用,应使用大量流动冷水冲洗干净。**不要**搔抓。 3.**不要**使用汽油。
轻度皮炎:瘙痒	1.可采用以下任何方法: • 燕麦成分凝胶沐浴(艾维诺舒缓沐浴系列)。 • 小苏打水[1 茶匙(5mL)水+3 茶匙(15mL)小苏打]。 • 炉甘石液。 • 醋酸铝溶液(Burow 溶液)。 • 处方药。 2.上述方法不可行时,非处方药氢化可的松对于轻度皮炎可能有益。
中度皮炎:瘙痒、肿胀	• 处理方法同轻度皮炎。 • 使用处方药皮质醇软膏。
重度皮炎:瘙痒、肿胀、水疱	• 处理方法同轻中度皮炎。 • 处方药皮质醇局部应用或口服用药。 • 如果患者吸入含有燃烧毒葛时的烟雾或者患者面部、眼部、生殖器或体表大部分发生皮炎,寻求医疗救护。

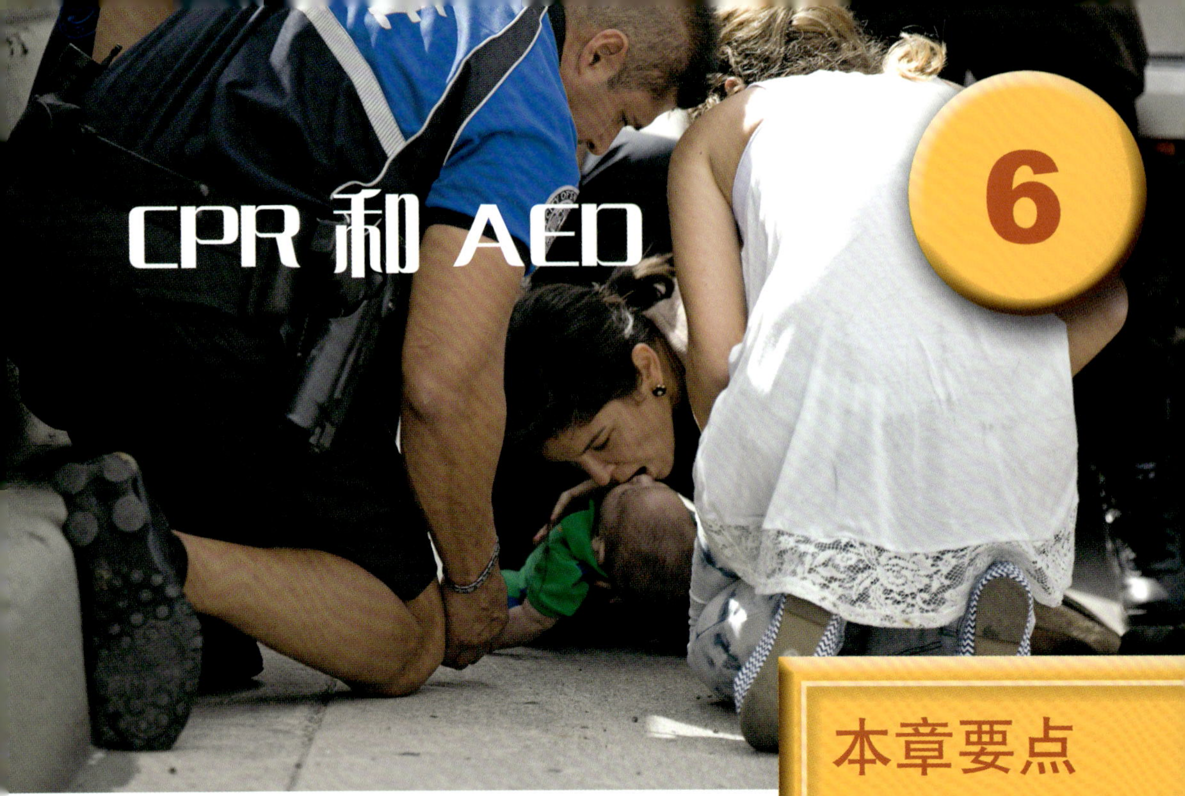

6 CPR 和 AED

本章要点

- 心脏病发作和心脏骤停的区别
- 实施 CPR
- 单纯胸外按压 CPR
- 气道阻塞
- 自动体外除颤仪(AED)

心脏病发作和心脏骤停的区别

心脏病发作是心肌组织供血严重减少或中断,导致心肌组织发生坏死,常常是由于一根或多根冠状动脉产生血凝块所致。心脏病发作的急救见第 57 页所述。

如果心肌组织受损严重,那么就可能出现心脏停止跳动,即心脏骤停状态。突发心脏骤停是导致死亡的主要原因之一。

实施 CPR

一旦发生心脏骤停,那么就需要得到快速的心肺复苏(CPR)、除颤,以及急救医疗服务体系(EMS)的帮助。CPR 包括胸部按压以保证心脑血供,以及周期性通气以满足肺部供氧。CPR 对于婴儿(1 岁以下)、儿童(1 岁到青春期)、成人(青春期及以后)基本相同,仅有细微的区别。

伤者意识检查

对于不能活动者，通过拍打肩膀及询问是否不适来判断有无反应。如果无反应（包括不能应答、移动、呻吟等），那么此人即为无意识。

启动 EMS

求助旁人拨打急救电话。仅有一人施救时，如果被救者是成人且身边有电话，那么拨打急救电话，拿取自动体外除颤仪（AED）；如果被救者是儿童或者婴儿，那么先反复给予 30 次胸部按压加两次人工呼吸，5 个循环后，再拨打急救电话并拿取 AED。

检查呼吸

将被救者置于平坦坚硬的平面上仰卧。观察其面部及胸部运动以判断其呼吸。用时 5 秒左右，不能超过 10 秒。如果没有呼吸，或者仅仅偶尔深大呼吸（听起来像快速吸气或者呻吟声/打鼾声），那么就需要进行 CPR。如果被救者有呼吸而没有反应，就不需要进行 CPR。将其置于复苏体位，以保持气道通畅，并监测呼吸（施救技巧 6–1）。

施救技巧

6–1 无意识、有呼吸的伤者复苏体位的摆放

注意：对于可疑脊柱伤者千万**不要**搬动，保持其被发现时的体位不动。如果伤者呼吸道堵塞或者所处位置不安全，那么尽可能减少移动，以开放气道或者搬运至安全位置。

如果伤者无应答而有自主呼吸，那么将其置于复苏体位。

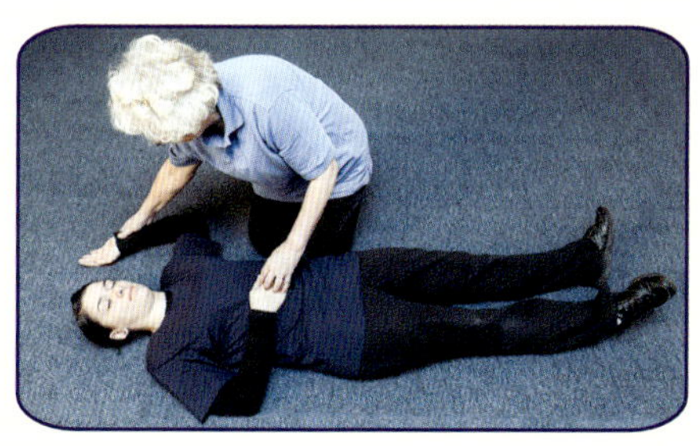

1 跪在伤者身体一侧。将其下肢伸直平放。将伤者近于施救者侧上肢从其躯干拿开，摆成上臂背伸，肘部弯曲，掌心打开向上。

（待续）

施救技巧(续)

6-1 无意识、有呼吸的伤者复苏体位的摆放

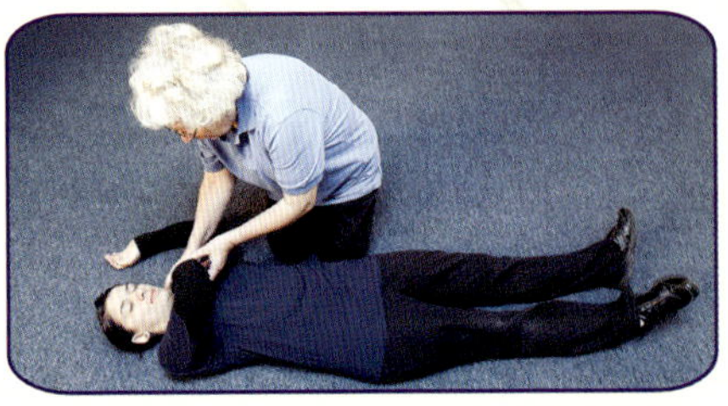

2 另一侧上肢抱胸,掌心贴于肩膀。

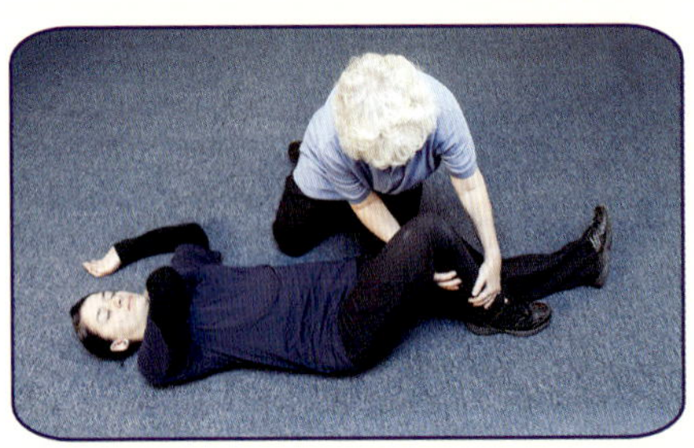

3 托起对侧下肢,缓慢弯曲膝关节,保持伤者足部平放于地面或者地板上。

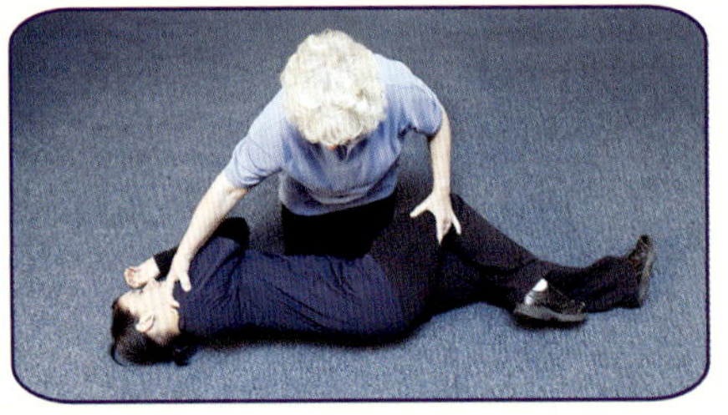

4 握住伤者对侧弯曲的膝关节及肩膀,将伤者平缓转身使其侧躺,面朝施救者,此过程保持伤者躯干平直不弯曲。

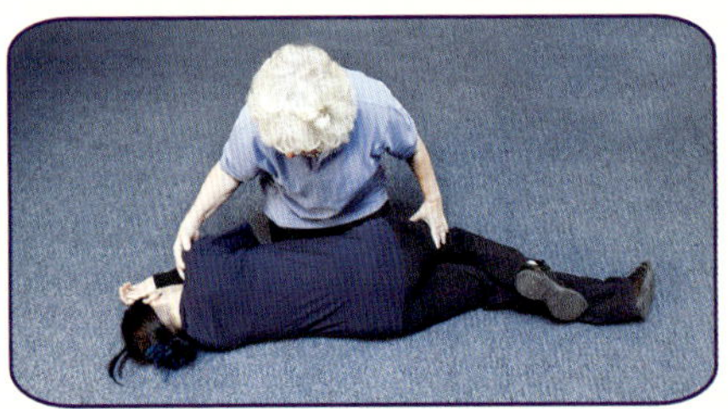

5 调整身体上方的下肢,使其膝关节及踝关节处于适宜的弯曲角度。弯曲的下肢及肘部与地面或者地板接触以支撑身体。

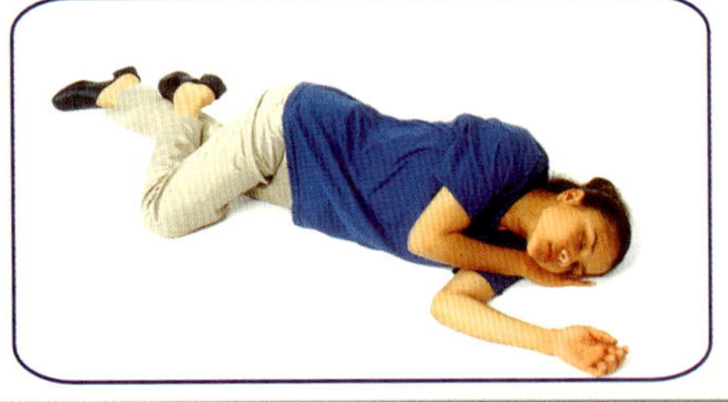

6 将身体上方的手背贴向脸颊以垫起头部,保持气道通畅,有助于液体排出。

将无意识、有呼吸的伤者采取侧卧位有以下好处：

- 有助于保持气道通畅。
- 有助于液体（如，血液、呕吐物、黏液等）自口鼻排出，避免进入咽喉引起误吸。
- 如果仅有一位施救者，施救者可以暂时离开寻求救援。

推荐左侧卧位，其原因如下：

- 食管末端高于胃部可以延迟呕吐。
- 保持吞服的毒物存于胃部从而延迟毒物反应（毒物在胃部比进入小肠更容易处理）。
- 减轻对孕妇腔静脉（机体最大的静脉）的压迫。

进行胸外按压

胸外按压是 CPR 中最为重要的一环，无论何时，都应该使伤者仰卧于硬质平面上。对于成年人应用双手实施胸外按压，儿童可用单手或双手，而婴儿仅用两根手指进行。高质量的胸外按压要求足够的按压幅度和按压频率。按压幅度：成年人为胸骨下移 2~2.4 英寸（5~6cm）；儿童为胸骨下移 2 英寸（5cm）或至少为胸廓前后径的 1/3；婴儿为胸骨下移 1.5 英寸（4cm）或至少为胸廓前后径的 1/3。按压部位：对于成人和儿童，为胸部正中，胸骨的下半部；对于婴儿，两指置于胸部正中，两乳头连线下方，近婴儿头侧的手指紧贴于两乳头连线下方。每次胸外按压后，使胸廓至恢复原来的位置；无论成人和儿童，**不要**倚靠在胸部上。

按压频率：无论成人、儿童还是婴儿，CPR 时胸外按压频率为每分钟至少 100~120 次。Bee Gees 的歌曲“Stayin' Alive”的节奏或者智能手机心肺复苏相关应用程序有助于调整按压频率。手机中的应用程序应该提前安装且方便启用。

人工呼吸

将伤者头部后仰，抬起下颌，从而开通气道。气道打开后，捏紧伤者鼻翼，形成口对口密封状。对于婴儿，同样应用仰头抬颌法，但**不要**同成人及儿童那样头部后仰。救护者口部包绕婴儿口鼻形成密封状；如果不行，也可以口对口或者口对鼻人工呼吸。

对于接受 CPR 的所有伤者，一次人工呼吸持续 1 秒钟，然后救护者正常呼吸，再进行第二次呼吸，持续 1 秒钟。每次人工呼吸都要使伤者胸廓起伏。人工呼吸可以引起伤者胃扩张。在保证伤者胸廓缓慢起伏的情况下，通过减小呼吸力度尽可能避免胃扩张。

有些装置通过置于伤者口中或覆盖于伤者口鼻部达到防止疾病传播的目的。目前已有一些隔离防护装置。

成人及儿童 CPR 参考（施救技巧 6-2）；婴儿 CPR 参考（施救技巧 6-3）。

施救技巧

6-2 成人及儿童 CPR

注意：只要可以，应用口腔隔离装置防止疾病传播。以下流程可简单记忆为 RAB-CAB。

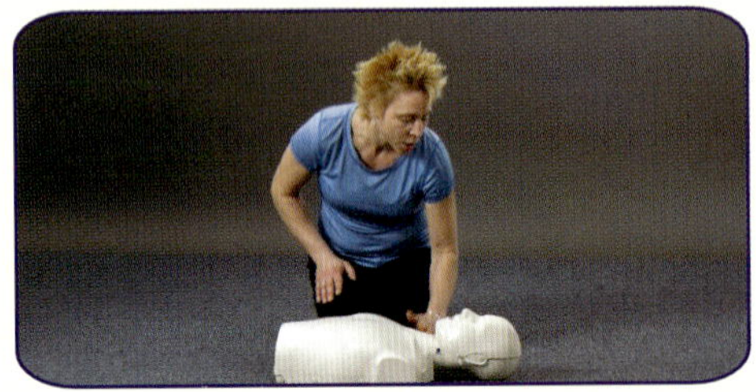

1 R=伤者是否有反应(Responsive)？

拍打伤者肩膀并大声喊“喂，你怎么样啊？”

如果伤者有反应：

- 询问其主诉(主要不适)。
- 采用 SAMPLE 法询问病史(症状体征、过敏史、诊疗情况、相关既往史、发病前服用过什么、此次发病或者受伤有何诱因)。
- 采用 DOTS 法对可疑伤者进行检查（是否有畸形、开放性伤口、压痛及肿胀)。

如果伤者无反应，进行第 2 步。

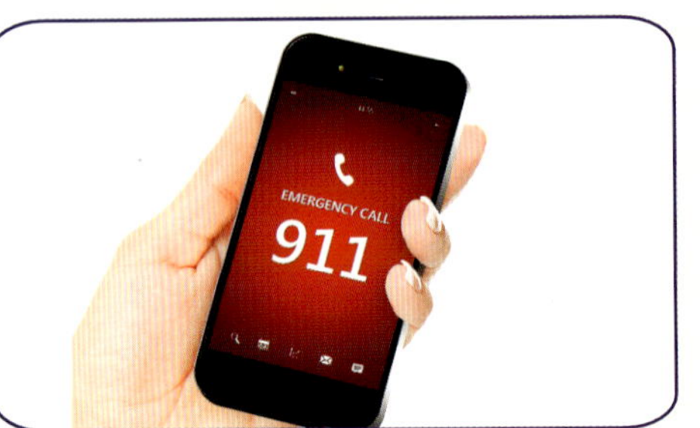

2 A=启动 EMS(Activate EMS)

若仅有一名救援者：

- 大声呼救。
- 通过拨打当地急救电话（如 120）启动 EMS。尽量将所用手机置于身旁。
- 如果没有手机，应首先离开启动 EMS，取 AED，然后返回伤者身旁进行 CPR。

若有两名或更多救援者在场，则一人开始 CPR，其他人启动 EMS 并去取 AED。

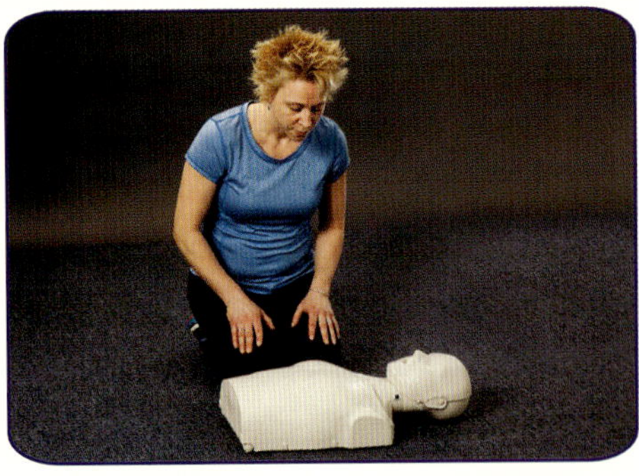

3 B=是否有呼吸(Breathing)？

- 将伤者平躺于硬质平面上。
- 观察伤者胸廓起伏；时间为 5 秒钟，不能超过 10 秒。
- 如果伤者已无呼吸或者仅有叹气样呼吸，进行第 4 步。
- 如果伤者呼吸正常，继续监测呼吸情况，直到 EMS 到达(见施救技巧 6-1)。

(待续)

施救技巧(续)

6-2 成人及儿童 CPR

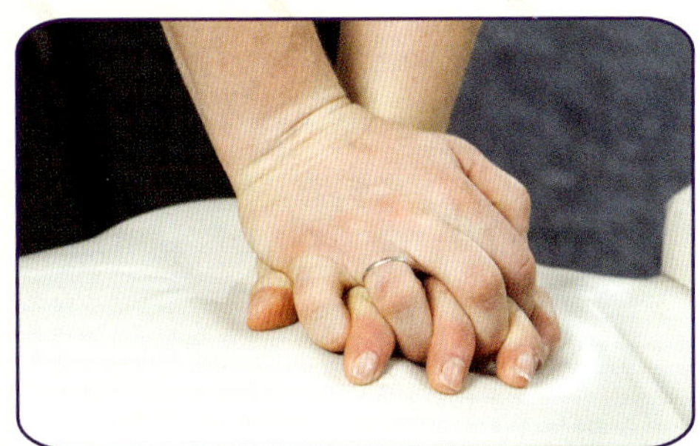

4 C=胸外按压(Compressions)

- 救援者一只手掌根部置于伤者胸部正中,胸骨下半部。
- 另一只手平行置于第一只手背上,十指相叠。手指翘起远离伤者胸部,指向救援者对侧;不要双手交叉。
- 肘关节固定以保持双臂伸直,肩部正对双手。
- 按压幅度:成年人为胸骨下移 2~2.4 英寸(5~6cm);儿童为胸骨下移 2 英寸(5cm)或至少为胸廓前后径的 1/3。
- 按压频率:每分钟 100~120 次。可参考 Bee Gees 的歌曲"Stayin' Alive"的节奏。
- 平稳按压:不能用力过猛、过急。
- 保证每次按压后胸廓弹回至原来位置(不要压迫胸廓)。

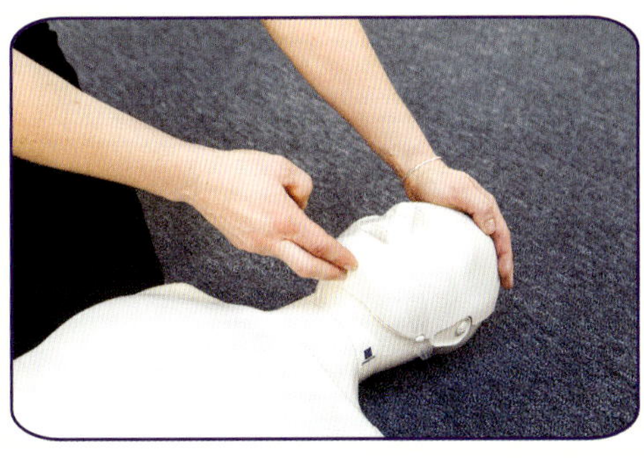

5 A=气道(Airway)打开

- 一手置于伤者头部,用力加压前额,使其头部后仰。
- 另一只手的示指、中指抬起下颌。避免深压颌下软组织。
- 头部后仰。

(待续)

施救技巧(续)

6-2 成人及儿童CPR

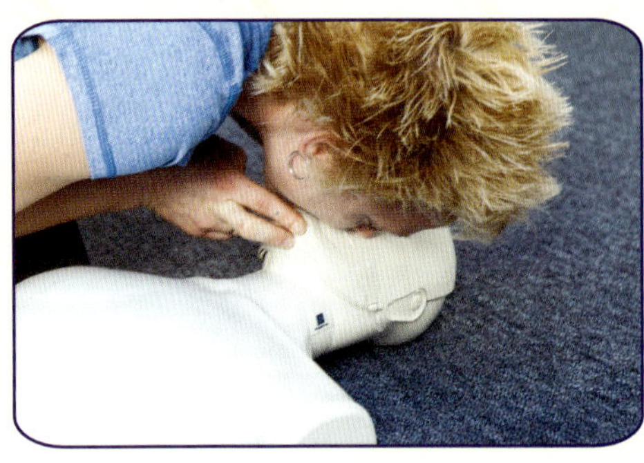

6 B=人工呼吸(Breaths)。首先进行两次人工呼吸。

- 捏紧伤者鼻翼。
- 进行两次人工呼吸,每次持续1秒钟(救援者实施人工呼吸后保持正常呼吸)。
- 观察胸廓起伏以判断通气是否正常。
- 保证每次人工呼吸后胸廓回弹到原来位置。
- 两次人工呼吸后如果看到胸廓起伏,立即予以30次胸外按压。
- 如果第一次人工呼吸后不能看到胸廓起伏,再次使伤者头后仰,给予第二次人工呼吸。如果第二次人工呼吸也不能使胸廓起伏,立即开始CPR(30次按压+2次人工呼吸为一个循环)。每个循环中开始第一次人工呼吸前,打开伤者口腔,判断是否有异物,如有则清除干净。
- 如果伤者不能通过对口进行人工呼吸(如口部严重外伤,口对口难以密封,口腔不能打开,伤者在水中),则同样应用仰头抬颌法,用救援者口对伤者鼻部形成密封状,给予人工呼吸。

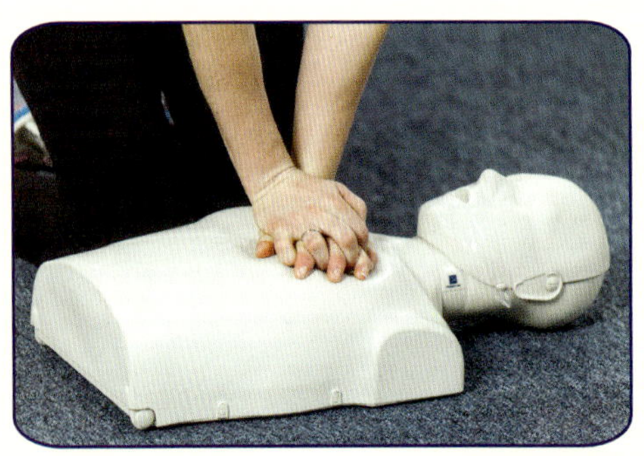

7 持续给予胸外按压30次+人工呼吸2次,反复进行,直到AED到达(如果有两人以上救援,则可以一人给予人工呼吸,一人给予胸外按压)。

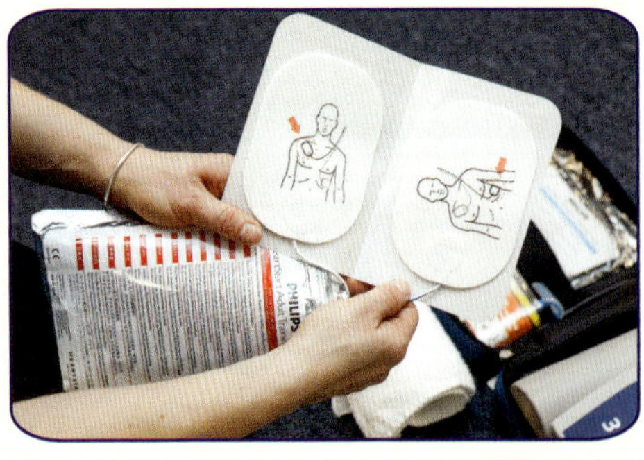

8 救援者身边有AED时,则应尽快使用AED(见施救技巧6-6)。

施救技巧

6–3 婴儿 CPR

同样采用 RAB-CAB 法。

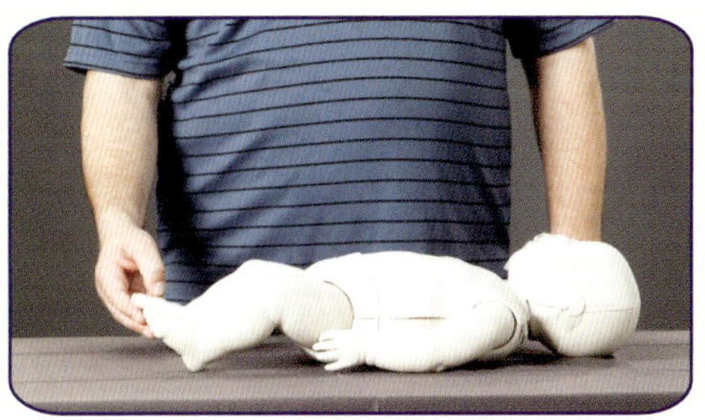

1 R=检查婴儿是否有反应(Responsive)? 轻拍婴儿足底,呼唤其名字。

- 就近求助。
- 检查是否呼吸停止或者叹气样呼吸。
- 时间为 5 秒钟,不要超过 10 秒钟。

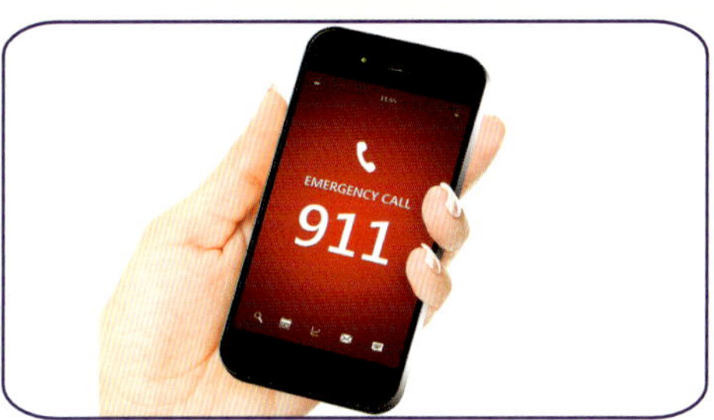

2 A=启动 EMS(Activate EMS)。请旁人拨打当地急救电话。如果只有一个人,先给予 5 个循环的 CPR 后,再拨打急救电话。

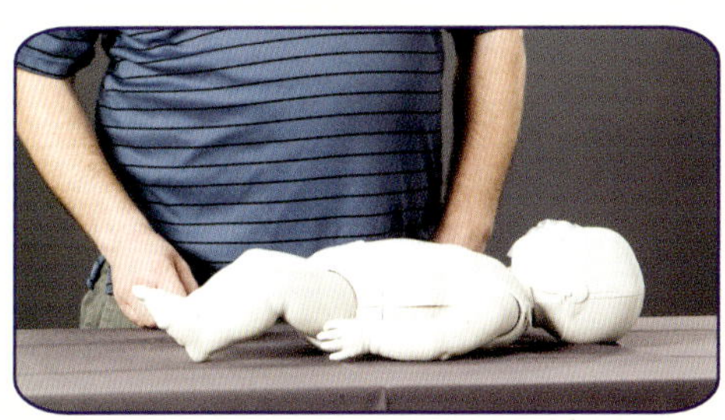

3 B=检查是否还有呼吸(Breathing)? 通过观察婴儿面部及胸部起伏检查是否呼吸停止或者叹气样呼吸。将婴儿平躺于坚硬平面上。如果可以,将其置于较高的平面上(如桌子、橱柜顶部)。

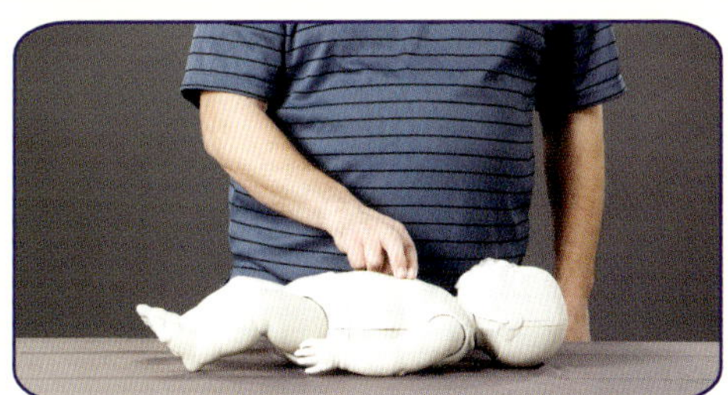

4 C=胸外按压(Compressions)

- 将两指(示指和中指)置于婴儿胸骨上、乳头连线以下部位, 近婴儿头侧手指紧贴于乳头连线下方。
- 给予 30 次胸外按压。
  - 按压幅度:胸骨下移 1.5 英寸(4cm)或至少为胸廓前后径的 1/3。
  - 按压频率:参考 Bee Gees 的歌曲“Stayin' Alive”的节奏。
  - 保证每次按压后胸廓回弹至原来位置。

(待续)

施救技巧(续)

6–3 婴儿 CPR

同样采用 RAB-CAB 法。

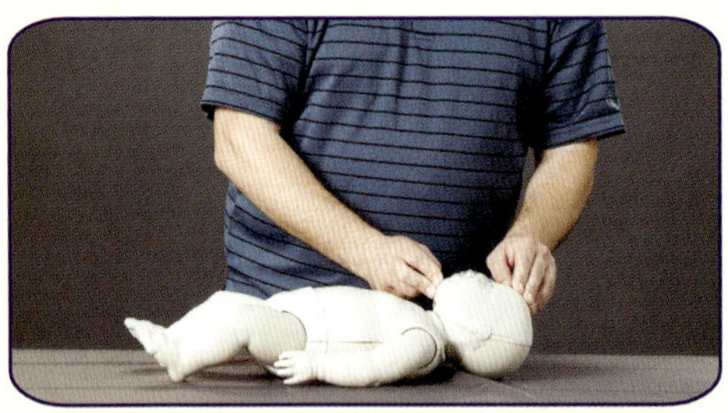

5 A=打开气道(Airway)。仰头抬颌法,但头部后仰幅度**不要**过大(小于成人及儿童)。

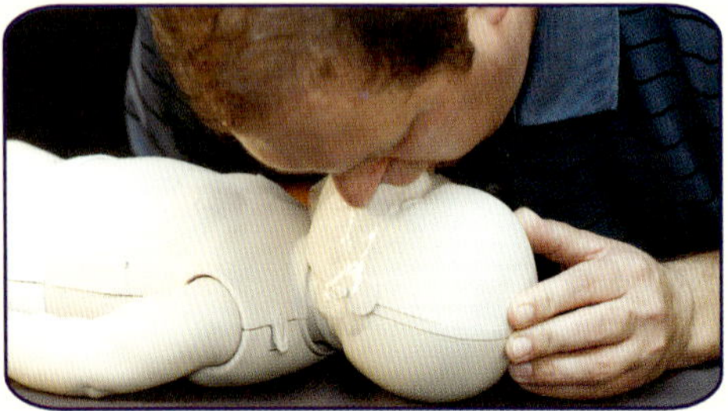

6 B=人工呼吸(Breaths)

- 救护者口部包裹婴儿口鼻形成密封状;如果不行,也可以口对口或者口对鼻人工呼吸。
- 进行两次人工呼吸,每次持续 1 秒钟,确保胸廓起伏。
- 两次人工呼吸之间,救护者正常呼吸。

持续进行 CPR 直到以下情形之一:

- 婴儿开始自主呼吸。
- EMS 到达并接手。
- 救援者精疲力尽,无法继续 CPR。

如果救护者为两人以上,则每 5 个循环的 CPR(约 2 分钟),交换一次。

▶ 单纯胸外按压 CPR

单纯胸外按压 CPR 的目的在于当有人发生心脏骤停需要 CPR 时,身边人可以积极施救。单纯胸外按压 CPR 与传统 CPR 相比,培训、记忆及实施都比较简单。

当看到有人突然倒地,没有呼吸时,目击者如果不能或者不愿进行口对口人工呼吸或者没有经过 CPR 培训,可以:

1.请其他人拨打急救电话。

2.快速有力地对伤者胸部正中进行按压(按压频率为每秒钟 1 次以上,或者参照 Bee Gees

的歌曲“Stayin’ Alive”节奏)。

3. 持续进行胸外按压直到其他救援者到达或者尽可能长地按压。如果有两人或两人以上,则每两分钟换人一次。

▶ 气道阻塞

所有物体都能使人窒息。食物如糖果、坚果、葡萄等为主要危险物,因为其特殊的形状及硬度。非食物窒息死亡常常是儿童或者婴儿误吞气球、球及玻璃弹珠、玩具、硬币等所致。

识别气道阻塞

气道中物体滞留可以导致轻度或者重度气道阻塞。当发生轻度气道阻塞时,尚能进行有效的气体交换,并且人们可以通过强有力的咳嗽尝试减轻气道阻塞。此时,应鼓励其咳嗽。

当发生重度气道阻塞时,不能进行有效气体交换。重度气道阻塞表现为:

- 进行性呼吸困难。
- 咳嗽微弱无力。
- 不能说话或者呼吸。
- 皮肤、甲床、口腔黏膜青紫发绀。

窒息者还有可能表现为惊慌失措、绝望或者双手紧抓咽喉部,这些表现均可表示其目前正处于窒息状态。

气道阻塞的处理

对于重度气道阻塞且有意识的成人或者儿童,对其进行询问“你感觉到窒息吗?”如果此人不能言语表达而是点头表示肯定,此时需要给予处理。移到伤者身后,双臂环抱其腰部,一手握拳,(大)拇指侧贴于伤者腹部肚脐以上部位。另一只手抓住第一只手,向里向上用力对腹部进行挤压[即海姆里克(Heimlich)急救法]。一只脚站在伤者双脚之间,这样可以保持冲击用力时身体的稳定性,而且如果伤者无意识向后倒下,他(她)会沿着你的腿滑向地面,而不是重重摔倒。持续进行腹部冲击,直到异物排出,或患者出现意识、加重时停止。对于怀孕后期或者极度肥胖者,如果救护者双臂不能环腰,则采用胸部冲击法。

对于重度气道阻塞且意识清醒的婴儿,通过轻拍后背或者胸部按压解除气道阻塞,而不要采用腹部冲击法。用手支撑婴儿头颈部,将婴儿俯身趴在救护者前臂上,婴儿头部朝下。用手掌根部在婴儿两侧肩胛骨之间连拍 5 次。然后一手支撑婴儿头颈部,让其呈仰卧位,在婴儿胸骨中下部乳头连线以下(部位同 CPR),用两指进行 5 次胸部按压。此时的胸部按压与 CPR 时胸外按压不同,是不连续重击压迫。重复上述步骤,直至异物排出,或婴儿出现意识、病情加重时停止。

成人及儿童气道阻塞急救法见施救技巧 6-4。

婴儿气道阻塞急救法见施救技巧 6-5。

施救技巧

6-4 成人及儿童窒息急救法

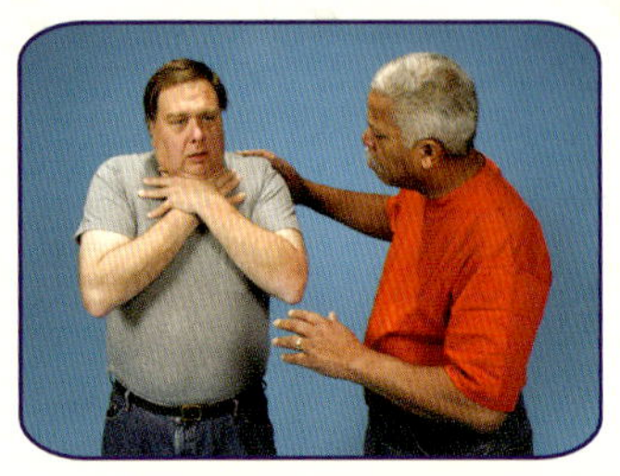

1 询问“你是窒息了吗？”“你憋气吗？”大声呼救以提醒他人有紧急情况发生。

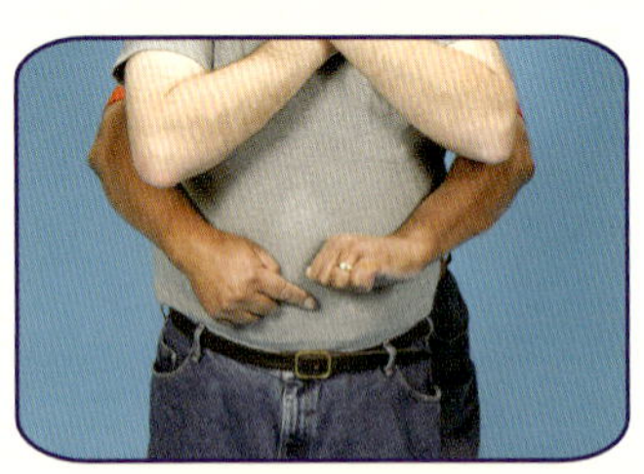

2 站立于成人背后；站立或跪于儿童背后。双臂环抱伤者腰部。一手手指确定伤者肚脐位置（惯用右手者通常应用左手）。一只脚站在伤者双脚之间以保持平衡，如果他(她)倒下，也是缓慢下滑倒下。

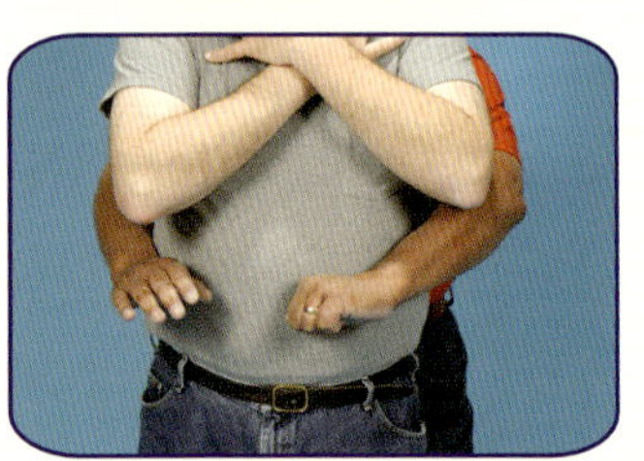

3 另一只手握拳(惯用右手者通常右手握拳)，拳头大拇指侧置于胸骨剑突以下、肚脐以上位置。

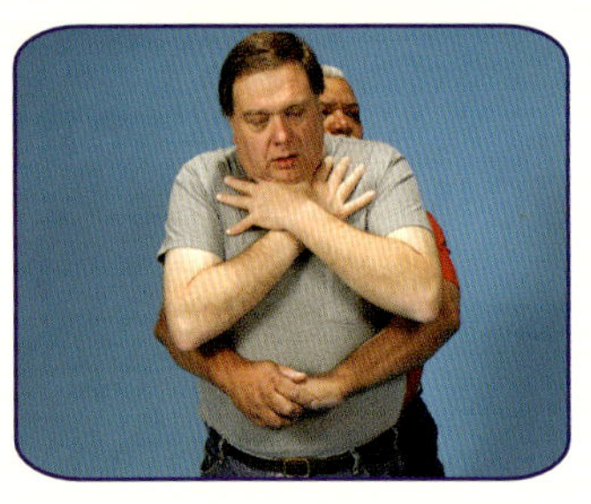

4 另一只手抓住拳头。快速向内、向上重击压迫伤者腹部（对于肥胖、怀孕窒息者，采取胸部冲击法）。每次冲击必须用力猛烈且迅速以利于异物排出。反复持续实施冲击，直到伤者咳出异物、能够言语、活动或呼吸；或者 EMS 经过培训的人员接手。

5 如果伤者意识丧失或者被发现时已经意识丧失，则需要再进行 CPR：

- 实施 30 次胸外按压。
- 实施两次人工呼吸。如果第一次人工呼吸，胸廓没有起伏，则调整伤者头后仰角度，进行第二次人工呼吸。
- 每 30 次胸外按压+两次人工呼吸为一个循环，反复持续进行。每个循环进行第一次人工呼吸前，检查伤者口腔内是否有异物；如果有，及时清除。

施救技巧

6-5 婴儿窒息急救法

注意：如果婴儿不能哭闹或者发声，说明已经呼吸停止。

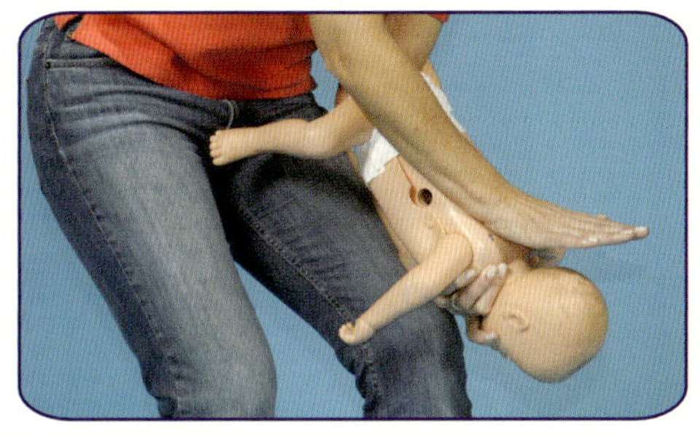

1. 5 次拍背：间断较猛烈地拍背 5 次。
   - 一手支撑婴儿头部。
   - 婴儿头向下趴于救护者前臂，保持头部向下低于胸部。
   - 用手掌根部在婴儿两肩胛骨之间拍击。
   - 如果异物没有排出，则支撑婴儿头部的同时，翻转婴儿身体呈仰卧。

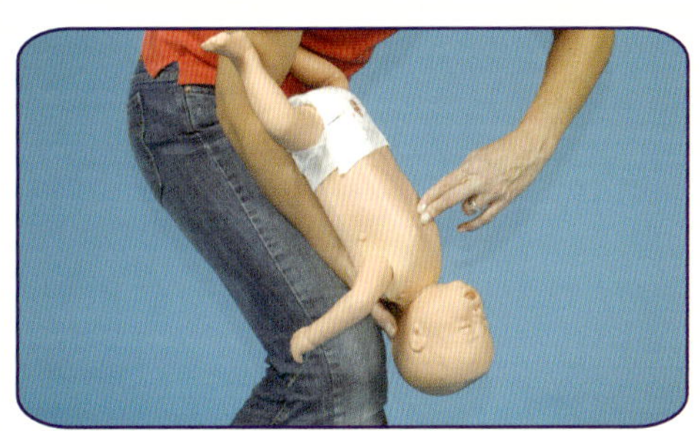

2. 5 次压胸：间断猛烈地进行 5 次胸部冲击。
   - 一手支撑婴儿头部。
   - 婴儿平躺于救援者前臂，头部向下低于胸部。
   - 救援者前臂下移至大腿上，以支撑前臂及婴儿。
   - 另一手两指置于 CPR 胸外按压部位。
   - 胸部冲击间隔 1 秒以上——频率低于 CPR 时胸部按压频率。

3. 5 次拍背+5 次压胸为一个循环，反复进行，直至下列情形出现：
   - 婴儿意识丧失，或者能够自主呼吸、咳嗽或哭闹。
   - EMS 或经过培训的人员接手。

4. 如果婴儿被发现窒息时已经无反应或者急救过程中意识丧失：
   - 给予 30 次胸外按压。
   - 检查婴儿口部是否有异物；如果有，及时排出。
   - 给予两次人工呼吸。

自动体外除颤仪(AED)

自动体外除颤仪(AED)作为一种仪器,能够分析心脏骤停者心律,如果需要可以给予电击除颤。电击的目的在于终止异常放电干扰,重新恢复正常心脏节律,以恢复正常的心脏电活动及泵血功能。

AED 通过导线连接两个贴片(电极板),使用时将贴片贴于伤者胸壁。贴片和导线将心脏的电信号传导给 AED 主机,并在需要时对伤者实施电击。AED 简单易学,有助于急救人员和其他救护者实施早期除颤。

AED 基本原理

目前 AED 有许多不同模式。AED 使用原理相同,但提示、控制和选择略有不同。使用者需要了解具体型号 AED 的使用。

AED 的使用

当需要 AED 时,使用方法参照施救技巧 6-6。

1.有些 AED 通过按开/关键开机。有些打开 AED 的盖子,就已经开机。一旦接通电源,AED 会快速进行内部检测,而后发出声音并有屏幕提示。

2.暴露伤者胸部。皮肤务必保持干燥,以使电极贴片的粘贴和保证电信号的准确传导。必要时使用毛巾擦干皮肤。由于过多的胸部体毛同样会影响贴片粘贴和电信号传导,救护者必须快速刮除电极贴片部位的体毛。

3.撕下电极贴片上的贴膜,根据贴片上的图示将贴片牢固粘贴于伤者相应位置。其中一个贴片贴于右侧上胸部、锁骨以下、右侧乳头以上的位置。另一个贴片置于左侧胸部、左乳头外侧、肋缘上侧区域。

4.确保导线与 AED 主机相连,与伤者保持一定距离,以便 AED 主机对伤者心脏电活动进行分析。当触发电击时,所有人必须远离伤者。

5.确认所有人都远离伤者。AED 会提示需要电击,由于 AED 型号不同,有些会提示救护者按动按钮触发电击,有些会自动启动电击。电击后根据提示开始 CPR,提示内容包括伤者心律分析(每 5 个周期 CPR 后分析并提示一次)。如果电击成功,伤者会开始恢复自主活动。继续提供照护直到 EMS 到达并接手。

不要在水下使用 AED。因为水能够导电,电流可能会通过伤者皮肤传导至心脏,而不是通过电极贴片传导至心脏。如果伤者位于水下,那么将伤者从水中拉出,尽可能快速擦干伤者胸部水分,之后连接 AED 贴片。

施救技巧

6–6 AED 使用流程

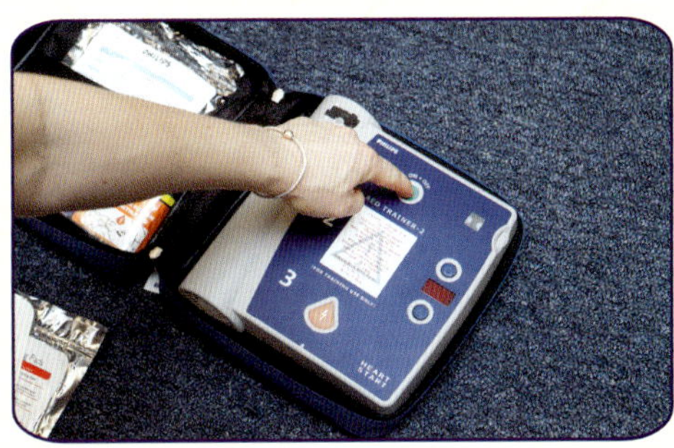

1. 启动 AED 电源。

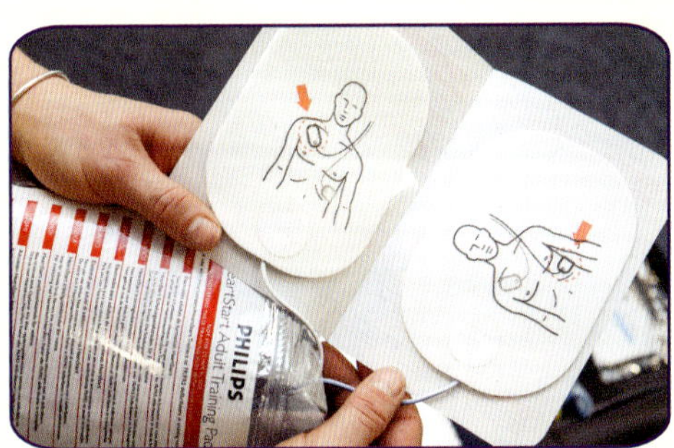

2. 参照贴片示意图将电极贴片粘贴于伤者裸露、干燥的胸部。如果需要，将导线插入 AED 主机插孔。

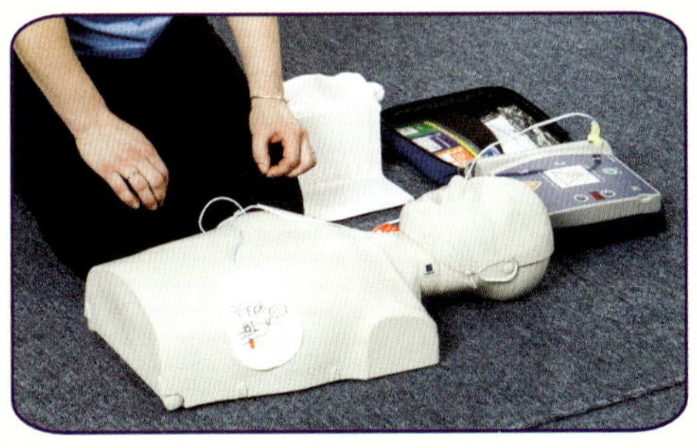

3. 确保所有人远离伤者，并大喊“躲开”。确保所有人都不与伤者身体接触。
   等待 AED 对心脏节律进行分析（如果需要，开启分析按钮）
   AED 会提示以下三步：
   - 按电击按钮。
   - AED 自动放电进行电击时，不要接触伤者。
   - 不要电击，开始 CPR，保留电极贴片于胸部，开始胸外按压。

（待续）

施救技巧(续)

6–6 AED 使用流程

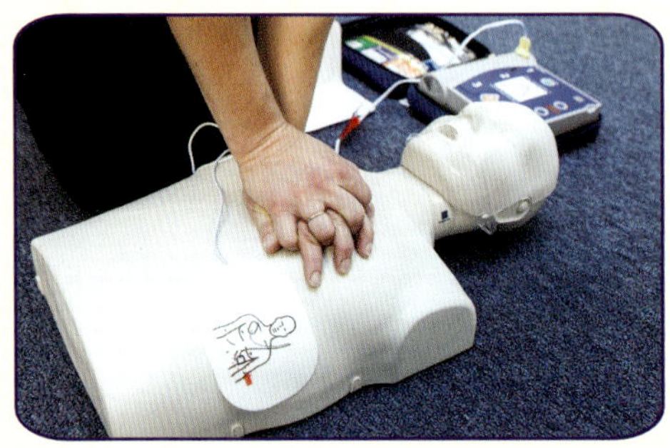

4 上述步骤结束后，除非伤者活动、开始呼吸或者清醒，否则随即开始 5 个周期的 CPR。

5 重复步骤 3 和 4，直至伤者活动、开始呼吸，或者 EMS 接手。

RAB-CAB 法进行 CPR 和 AED 急救要点速查表

步骤/操作	成人(青春期及以后)	儿童(1 岁到青春期)	婴儿(1 岁以下)
R=检查有无反应(Responsive)			
技巧	轻拍肩膀，大喊“你还好吗？” 能够对答、移动或者呻吟者为有反应者		轻拍足心，喊其名字能够哭闹、活动即为有反应
A=启动 EMS(Activate EMS)，拿取 AED 大声呼救，拨打当地急救电话。是否有 AED，视环境而定。			
什么时候？	• 一人施救时，拨打急救电话，拿取 AED • 两人以上施救时，一人拨打急救电话并拿取 AED；一人即刻开始 CPR	• 一人施救时，首先给予 5 个周期(30 次胸外按压+2 次人工呼吸)的 CPR，再拨打急救电话 • 5 个周期 CPR 后，离开儿童或婴儿，去拨打急救电话，并拿取 AED • 返回后，尽快对儿童使用 AED	
打给谁？	当地或者其他应急救援电话		

(待续)

（续表）

RAB-CAB 法进行 CPR 和 AED 急救要点速查表

步骤/操作	成人（青春期及以后）	儿童（1 岁到青春期）	婴儿（1 岁以下）
B=检查呼吸（Breathing）。检查是否已呼吸停止或只有叹气样呼吸			
• 将伤者平躺于硬质平面上 • 观察面部及胸部运动以判断呼吸情况。时间为 5 秒钟，不超过 10 秒钟	如果伤者呼吸停止或只有偶尔的叹气样呼吸（类似深吸气或者呻吟、打鼾声），需要进行 CPR 如果伤者有自主呼吸而没有反应，不需要进行 CPR；将伤者摆放于恢复体位以保持气道通畅，并监测呼吸		
C=胸外按压（Compressions）			
伤者安置于何处	硬质平面（如地板、地上、边道）		桌面或橱柜顶上
按压部位	胸部正中，胸骨下半部分 双手法： • 一手掌掌根置于胸骨上，另一手置于其上 • 十指相扣 • 上肢伸直，肩膀正对双手	单手法：适用于较小儿童，仅用一只手手掌根部。 双手法： • 与成人相同 • 上肢伸直，肩膀正对双手	两手指指腹置于胸部正中胸骨上，近婴儿头侧手指紧贴于乳头连线下方
按压幅度	胸骨下移 2~2.4 英寸（5~6cm）	胸骨下移 2 英寸（5cm）或至少为胸廓前后径的 1/3	胸骨下移 1.5 英寸（4cm）或至少为胸廓前后径的 1/3
	保证每次按压后胸廓回弹至原来位置 不要倚靠成人或儿童胸部		
按压频率	每分钟 100~120 次 （参考 Bee Gees 的歌曲“Stayin' Alive”的节奏；或者紧跟手机里提前下载的相关软件节奏；或者应用手机听从其他人员指挥		
胸外按压和人工呼吸比率	30:2		
A=开通气道（Airway）			
技巧	仰头抬颌法		
B=人工呼吸（Breaths）			
技巧	• 捏紧伤者鼻翼，形成口对口密封状。如果可以，应用 CPR 面罩或者面部防护 • 采用仰头抬颌法 • 进行两次人工呼吸，每次持续 1 秒钟，通气量足够确保胸廓起伏		采用仰头抬颌法时不需要头过度后仰

（待续）

(续表)

RAB-CAB 法进行 CPR 和 AED 急救要点速查表

步骤/操作	成人(青春期及以后)	儿童(1 岁到青春期)	婴儿(1 岁以下)
	如果第一次人工呼吸后不能看到胸廓起伏,再次使伤者头后仰,给予第二次人工呼吸。如果第二次人工呼吸也不能使胸廓起伏,立即开始 CPR(30 次按压+2 次人工呼吸为一个循环)。每个循环中开始第一次人工呼吸前,打开伤者口腔,判断是否有异物,如有则取出		• 救护者口部包裹婴儿口鼻形成密封状;如果不行,也可以口对口或者口对鼻人工呼吸 • 进行两次人工呼吸,每次持续 1 秒钟,通气量足够确保胸廓起伏

持续反复 CPR,直至:

1.伤者恢复自主呼吸。

2.其他救援者(如经过培训的专业人员、EMS 人员)接手。

3.拿到 AED 并使用(婴儿除外)。

4.救援者身体虚脱,不能再继续。

如果多人救援,可以每 5 个周期 CPR(约 2 分钟)交换一次。

除颤

如果可以,尽快应用 AED。

1.打开 AED 电源。

2.将电极贴片粘贴于伤者裸露、干燥的胸部(参照贴片示意图)。如果需要,将导线插入 AED 主机插孔。不同 AED 可能有儿童贴片。

3.远离伤者。确保所有人都不接触伤者身体。大喊“躲开”。

4.等待 AED 对心脏节律进行分析(如果需要,开启分析按钮)。AED 会提示以下三步:

- AED 自动放电进行电击时,远离伤者。
- 按电击按钮。
- 不需要电击,开始 CPR,保留电极贴片于胸部,开始胸外按压。

上述步骤结束后,除非伤者活动、恢复自主呼吸或者清醒,否则随即开始 5 个周期的 CPR。

重复步骤 2 和 3 直至:伤者活动、恢复自主呼吸或清醒;或者 EMS 到达并接手。

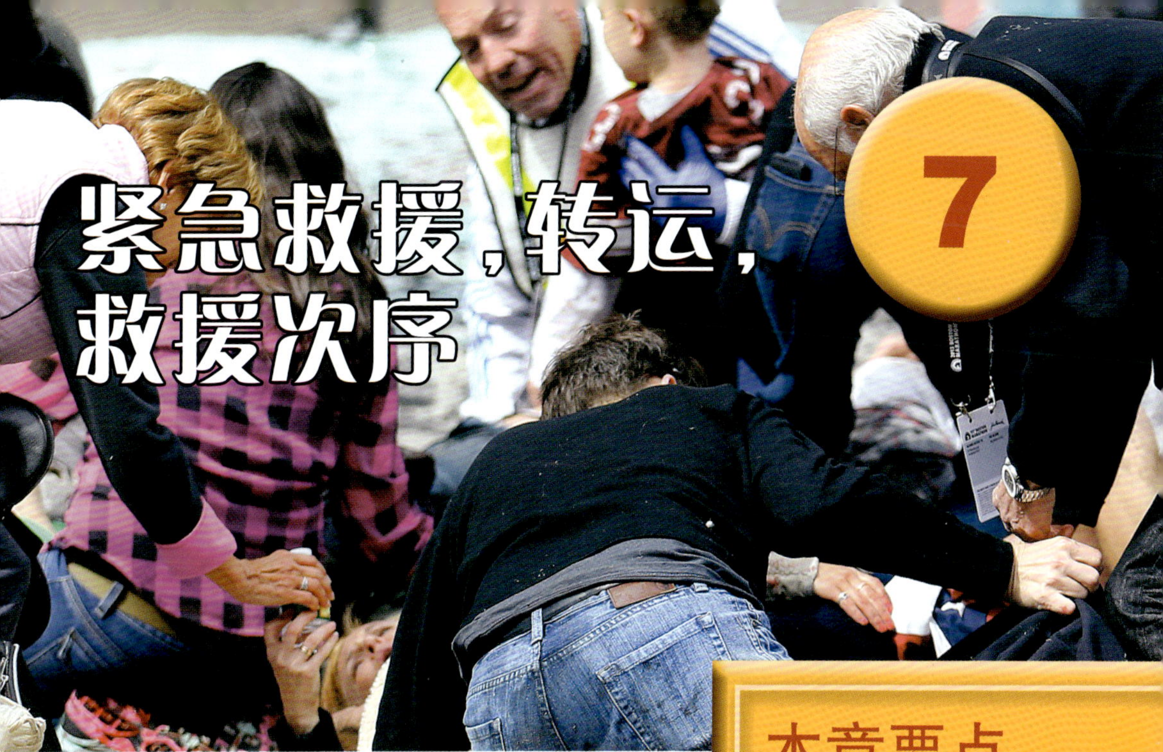

7 紧急救援，转运，救援次序

本章要点

- 紧急救援
- 紧急转运
- 多位伤者时的救援次序

紧急救援

尝试紧急救援之前，评估一下现场情况（见第8页）：

- 危险还在持续吗？
- 波及到多少人？
- 发生了什么事？
- 旁人是否能够提供帮助？

如果现场有危险，**不要**尝试施救，拨打当地急救电话。因为有些急救需要专门的培训和设备。

危害来源	如何应对
水	按以下方法尝试救援: 1.在岸边向遇险者提供棍子、长手杖或其他类似物体。 2.扔给遇险者一切可以漂浮的物体(如空的野餐水壶、木块等)。 3.如果附近有小船,划到遇险者身旁。穿好个人浮动装置(如救生衣)。 4.如果你擅长游泳且接受过水中生命救援培训,可以游到遇险者身边。让遇险者抓住毛巾或者木板的另一头。切记不要让遇险者抓住你的肢体。
冰	1.如果靠近岸边,那么给遇险者杆子或者扔给遇险者系有漂浮物的绳子。 2.如果以上方法失败,可平躺在冰面上,也可将梯子、木板或者类似物置于身前。
电	1.高压电遇险需要专人救援。 2.如果发生在室内,关闭电源。
交通事故	1.将车停于安全区域。 2.打开双闪。 3.在后方 250~500 英尺(75~150 米)处放置信号灯或反光板。
火	1.将受害者移到安全区域。 2.如果火势较小,确认自己可以安全逃生的情况下,使用灭火器灭火。
危险物品	1.离开危险区域。 2.如果在室外,保持在上风口。
密闭空间(缺乏新鲜空气,可能有有害气体的空间)	只有经过专门训练并且具有相应设备的人员才能入内救援。

紧急转运

由于伤者大多数情况下可以自己活动,所以作为施救者,常常不需要转运受伤者。然而对于一些伤害,等待紧急医疗服务(EMS)常常是首选。只有当危险正在持续时需要转移伤者(表 7-1),如以下场景:

- 火灾或者有火灾危险时。
- 有爆炸性物品或者其他危险品时。
- 不能确保所处位置安全时。
- 其他需要医疗救护的人(如车祸时)不能得到相应救援时。

当然,有时候同样需要转运受害者以确保得到急救(施救流程 7-1),如以下情况:

- 找到一个坚硬平坦的表面以进行心肺复苏(CPR)。
- 将无应答、正常呼吸的受害者置于恢复体位。

表 7-1 急救转运

两位施救者	转移时机
双人扶行法（图 7-1）	伤者有腿伤时
双人坐抬法（图 7-2）	伤者不能行走，而无可用设备时，可以双臂架于两位施救者肩膀
扶持四肢法（图 7-3）	伤者四肢不利，且无可用设备时
椅子转移法（图 7-4）	通道狭小或上下楼梯，且有椅子可用时
一位施救者	**转移时机**
扶行法（图 7-5）	单侧下肢受伤时
手抱法（图 7-6）	儿童或者体重较小的成人，不能行走时
背沙袋法（背负法）（图 7-7）	应用于长距离转移，且伤者不能长时间架于施救者肩膀
背驮法（图 7-8）	受伤者不能行走，但可以双臂悬挂于施救者肩膀时
消防员转移法（图 7-9）	应用于长距离转移，且施救者可以肩扛的情况下
拖肩法（图 7-10）	应用于短距离粗糙表面
拖踝法（图 7-11）	应用于短距离平滑表面
拖毯法（图 7-12）	应用于短距离

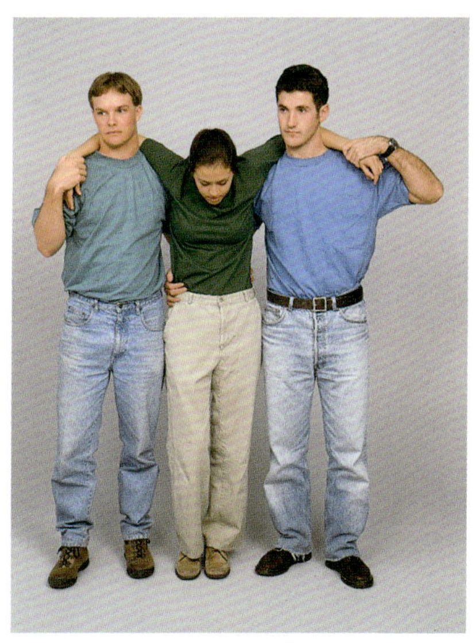

图 7-1 双人扶行法。

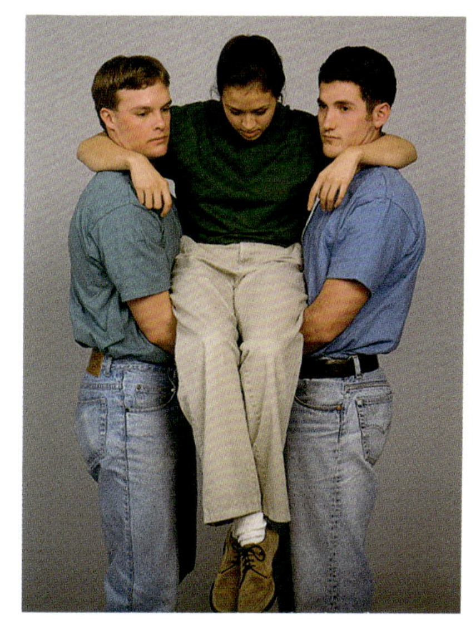

图 7-2 双人坐抬法。

- 休克患者摆好体位以利于治疗。

转移时需要注意：

- 除非绝对必须（如，受伤者正处于危险中或者需要移到安全区域以等待 EMS），不要

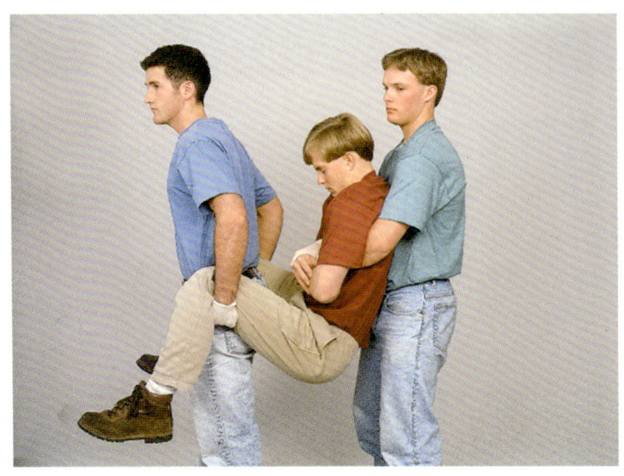

图 7-3　扶持四肢法。

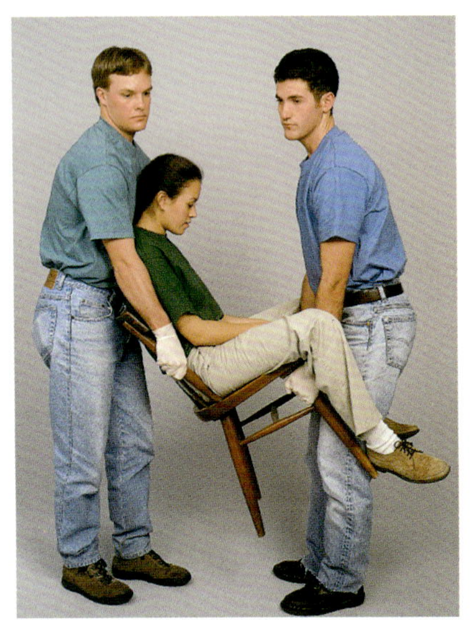

图 7-4　椅子转移法。

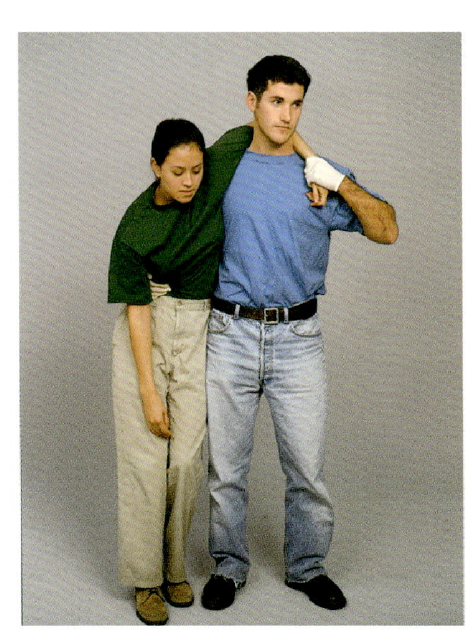

图 7-5　扶行法。

转移。

- 转移时不要造成二次受伤。
- 对于脊柱受伤人员,除非绝对必须(诸如火险或受到火灾威胁、危险物品或爆炸品等威胁生命),**不要**搬运。
- 清楚目的地之前**不要**转移。
- 受伤部位不稳定时**不要**转移。
- 当有求助对象时,求助对象到来前**不要**转移。
- 有他人在场时,**不要**单独转移。

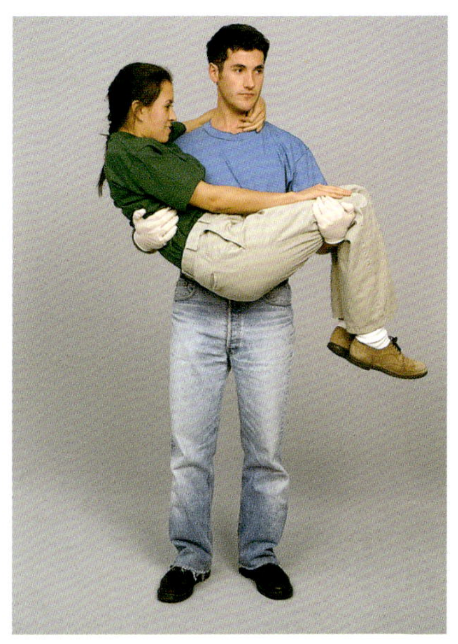

图 7–6　手抱法。

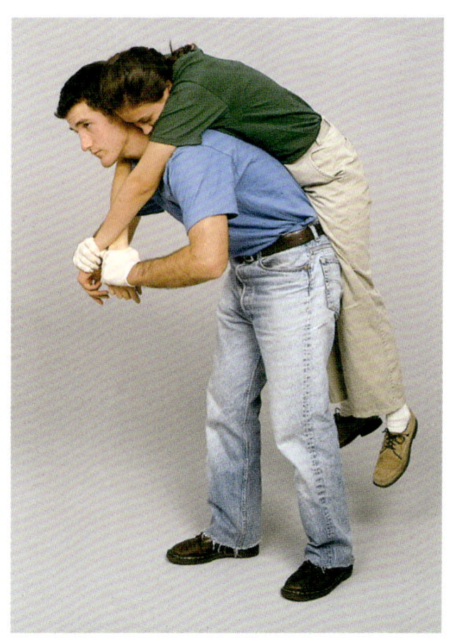

图 7–7　背沙袋法。

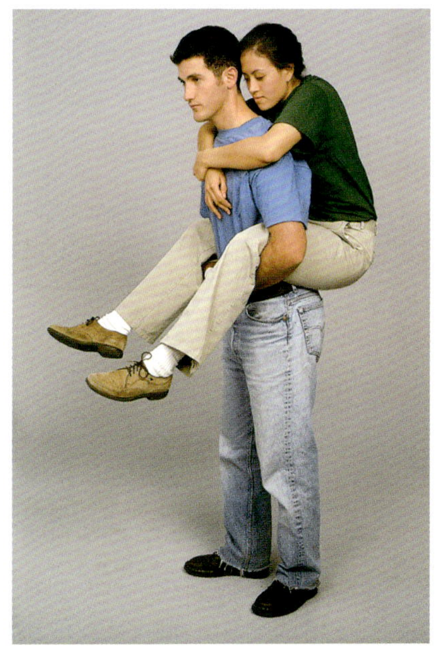

图 7–8　背驮法。

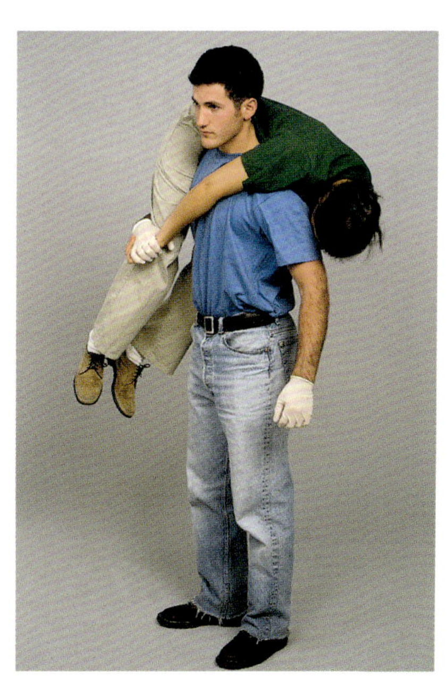

图 7–9　消防员转移法。

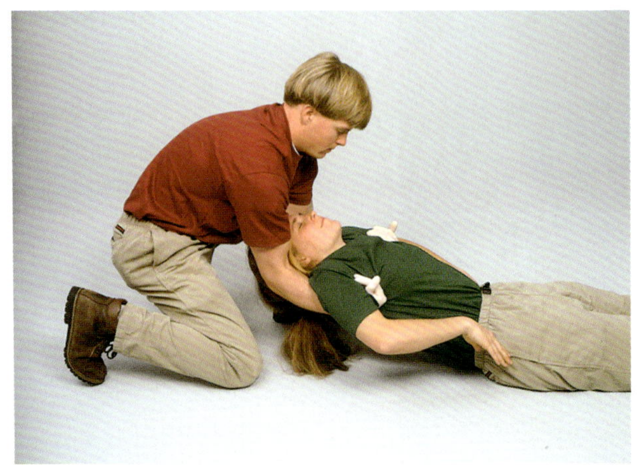

图 7-10 拖肩法。

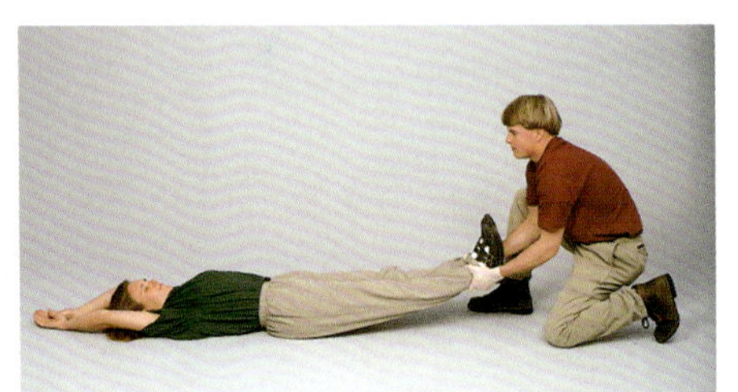

图 7-11 拖踝法。

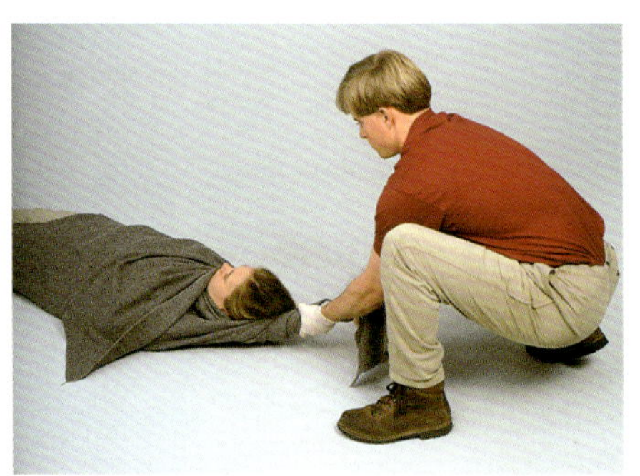

图 7-12 拖毯法。

- 除非接受过专业培训且有相应设备,**不要**进入危险区域(如充满气体或异味的封闭空间)。

转移伤者时,要注意确保自己免于伤害:

- 清楚自己的能力程度。如果负担过重或者存在困难,**不要**尝试处理,去寻求帮助。
- 适当用力,尽可能多用掌心。
- 屈膝,应用较为强健的股部及臀部肌肉。
- 上肢尽量贴近躯干,并保持肘部弯曲。
- 双脚打开与肩同宽以保持身体平衡,一前一后。
- 抬伤者时,尽可能使伤者接近施救者身体。
- 抬伤者时,后背**不要**弯曲;并以双脚为轴心活动。
- 缓慢、平稳地抬起和转移,并与其他转移者保持步调一致。
- 转移前,向伤者解释接下来你要做什么。

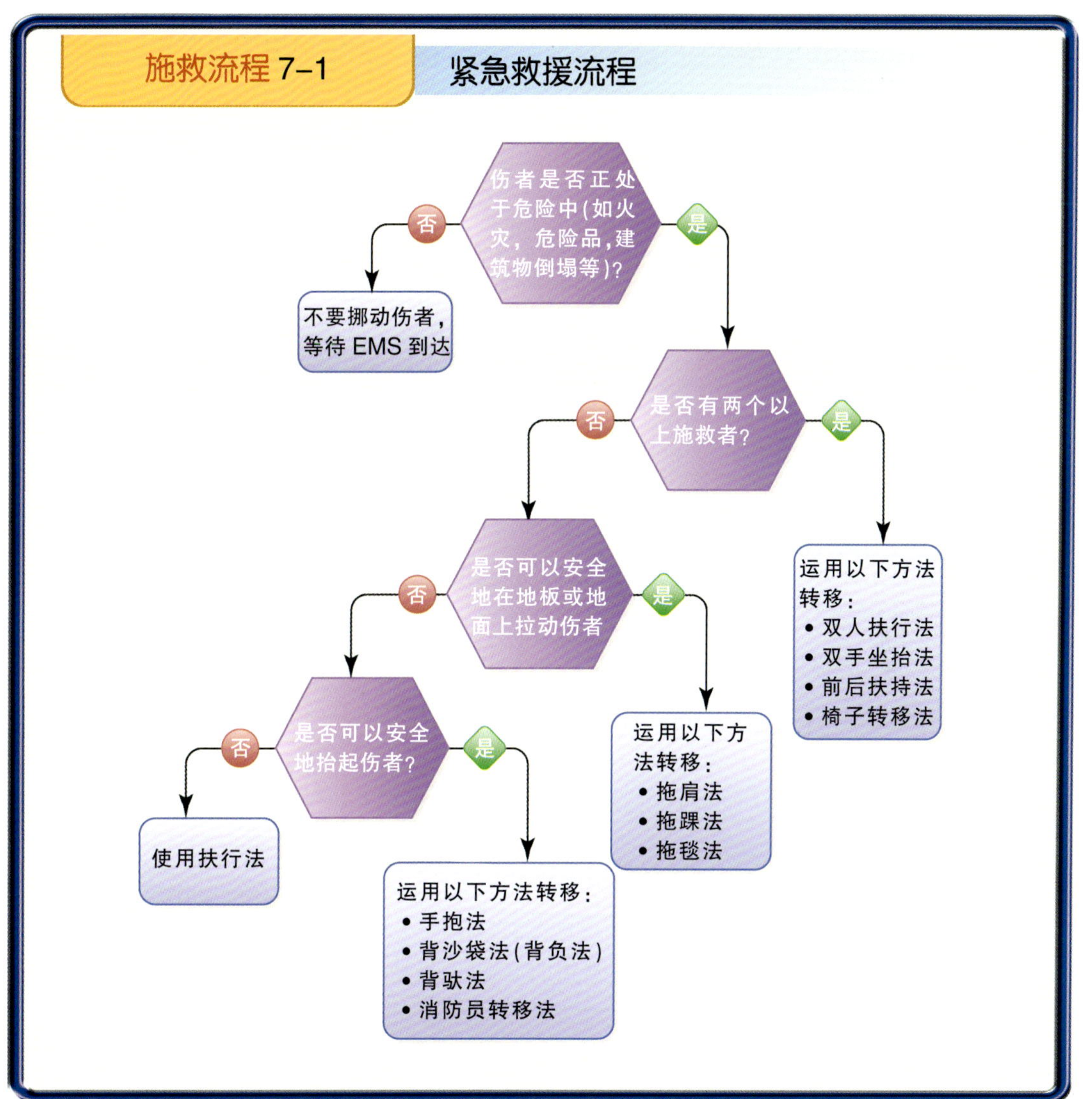

多位伤者时的救援次序

通常情况下,伤病者仅为 1 人。但偶尔也会有大规模事件发生,此时需要护理的伤病者不仅仅 1 个。这类事件也很常见,一旦发生,大众媒体都会频繁报道(表 7-2)

当伤者众多时,需要对伤员进行标记加以区分(即验伤分类):

表 7–2 两名及以上伤者灾害举例

自然灾害	人为灾害
地震	高速公路车祸
龙卷风	飞机失事
飓风	列车脱轨
洪水	恐怖袭击
雷击	群众枪击事件
热浪	爆炸

- 重症伤者:有即刻的生命危险,需要立即处理者,见于以下三种情况:气道阻塞、严重出血、休克。
- 非重症伤者:不需要立即处理,可以等待重症伤者处理后再处理者。
- 已死亡者。

验伤分类标记的目的是为伤者提供最优的处理(使有限的急救资源发挥最大的作用)。有些伤者较其他人更需要急救护理,有些伤者需要随后处理。

验伤分类标记尤其适用于以下情形:

- 伤者人数众多,超过了施救者及救护者。
- 时间紧迫。

验伤分类标记

对伤者进行标记时,需要对每一位伤者进行评估并分类(表 7–3)。

表 7–3 分类标记目录

类别	描述
即刻救护	所受伤害危及生命(如呼吸道闭塞、严重出血或休克),需要紧急处理以挽救其生命
非即刻救护	所受伤害无生命危险,可以等待其他伤者处理后再处理
死亡	气道开通后仍无呼吸的伤者。当有其他需要紧急处理的伤者,没有时间或者充足的人员对其进行 CPR。受伤后仍能行走的伤者组成的志愿者能够实施单纯胸外按压 CPR 或经过培训,可实施 CPR
	灾难严重伤者众多时,需要"绕过死亡者"去救助中度至重度伤者;此时,CPR 需要给予那些安静不动,如果不立即处理有可能死亡者

EMS 人员可能有丝带、卡片或者标签对伤者加以分类，但是救护者往往缺乏此类物品。救护者可以随机应变(如将分类写到带子上绑于伤者头上或腰部)。标记好后，根据不同伤情，对不同伤者给予不同医疗处理，或者转移至相应医疗救治区域。

验伤分类标记的实施

第一步：呼喊分类，即大喊“谁能走，跟我来”。可以自行站起并行走者常常不会有致命伤。如果伤者诉疼痛，则不要强迫其行走。能够站立行走的伤者，可以贴上“非即刻救护”的标签。将他们带至安全区域；让他们坐下并且聚集在一起。如果需要更多帮手，可以询问此类伤者中是否有志愿者。

第二步：对不能站起行走者进行逐一询问及分类。从离救护者最近的伤者开始，快速查看每一位伤者并根据其伤情进行分类，并加以标记(“即刻处理”“非即刻处理”或者“死亡”)。验伤标记过程中不要停止，除非遇到伤者需要紧急开通气道或有严重出血需要控制者。

实施验伤分类标记时(施救流程 7-2)：

- 如果伤者在以下流程均为“否”，那么标记为“即刻处理”。
- 如果伤者在以下流程均为“是”，那么标记为“非即刻处理”。
- 确保每位伤者都加以标记。

施救流程 7–2 众多伤者时的救援次序

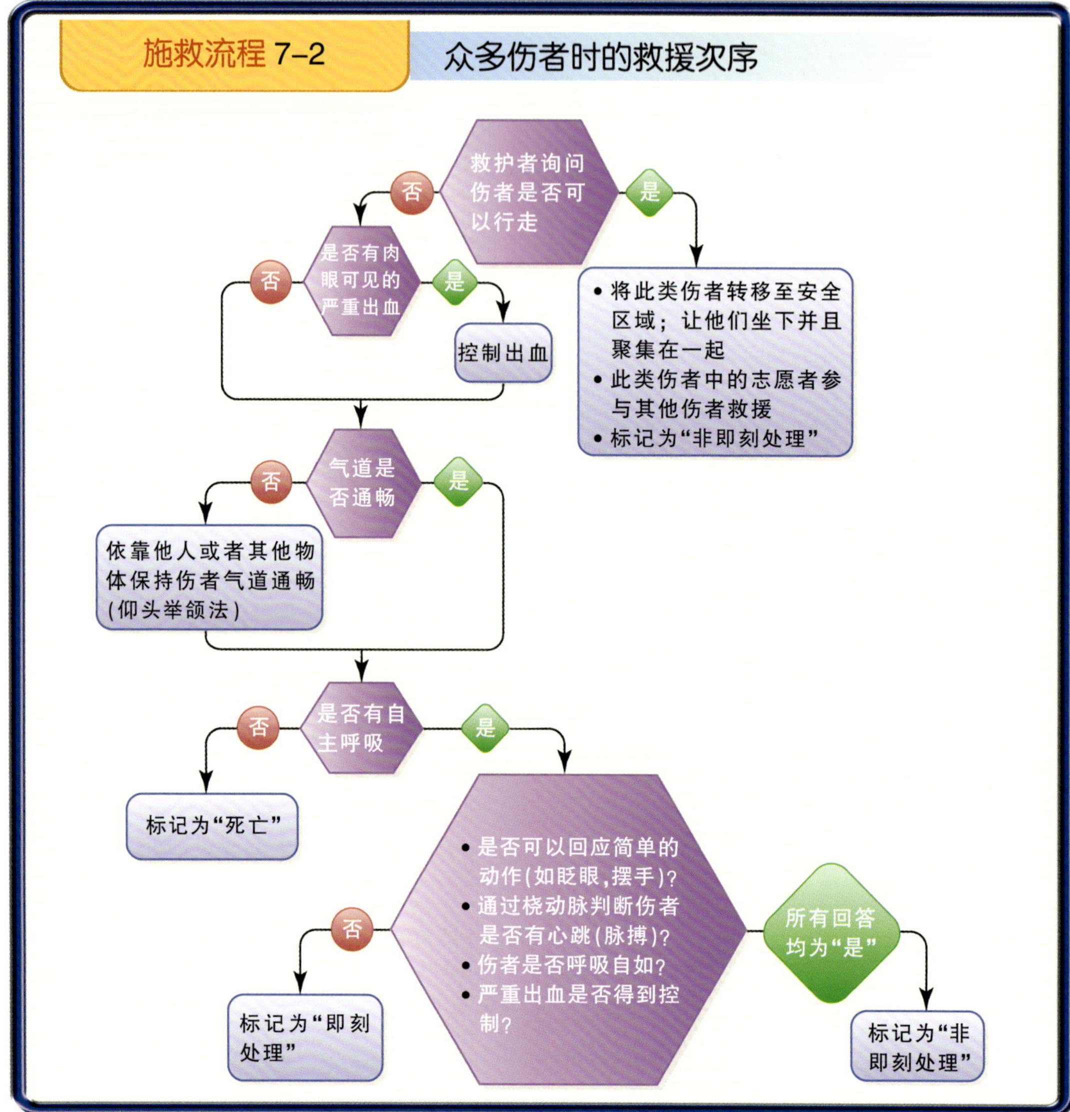

急救装备

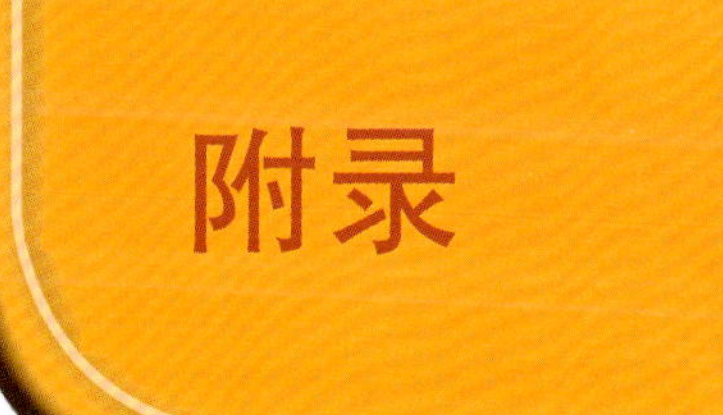

急救装备

急救包应该装有急救可能用到的所有用品，包括非处方药(OTC)。对药品进行定期检查，尤其是对于已经开封的药品；每年进行两次检查是否在保质期以内。将药品放于儿童不能触及处，并使用儿童安全药箱。熟记药品说明以便合理用药。对于工作场所、学校以及公共场所，急救包中不含镇静催眠药(如抗组胺类药物)。

急救包中所含物品不可能尽善尽美；包含能够应对常见损伤和突发疾病的物品即可(表A-1)，并确保会正确使用急救包内所有物品。

表 A-1 急救包物品举例

止血物品	
一次性医学检查手套(非橡胶)	保护施救者不被可能有污染的血液、体液或污染的物品传染
止血纱布	直接加压不能控制的出血时使用
止血带	直接加压不能控制的出血时使用
创伤护理用品	
小瓶装乙醇手消毒剂	清洁双手及伤口周围(不包括伤口内部)
抗生素软膏(多链丝霉素、新孢霉素、杆菌肽-三联抗菌软膏)	预防浅表伤口感染，避免纱布与伤口粘连
外科带(微孔纸带) [型号为 1 英寸(3cm)和 2 英寸(5cm)]	覆盖水疱
弹力绷带(Elastikon) [2 英寸(5cm)和 4 英寸(10cm)]	覆盖伤口及水疱
水疱贴(Speco 2nd Skin) [1 英寸(3cm)和 3 英寸(5cm)]	覆盖伤口及水疱
可粘贴纱布条[1 英寸×3 英寸(3cm×7cm)]	覆盖微小创口
无菌纱布贴(3 英寸×3 英寸)(4 英寸×4 英寸)即(7cm×7cm 及 10cm×10cm)根据伤口选择	覆盖创口

(待续)

(续表)

表 A-1 急救包物品举例

非粘贴敷贴 3 英寸×4 英寸(即 7cm×10cm)	覆盖烧伤、水疱及刮擦伤
自粘弹力绷带卷 宽度为 2 英寸,3 英寸,4 英寸(5cm,7cm,10cm)	固定纱布
无菌外伤贴 5 英寸×9 英寸,8 英寸×10 英寸(即 13cm×23cm,20cm×25cm)	覆盖大面积创伤
三角绷带 40 英寸×40 英寸×56 英寸(即 102cm×102cm×142cm)	两个三角绷带可以悬挂一侧上肢,并固定。折叠应用可固定纱布及夹板
无菌眼贴	即使单眼损伤,也应覆盖双眼以预防眼内组织移位
骨、关节、肌肉损伤护理物品	
冰贴(即刻起效,一次性)	扭伤、脱臼、骨折、蚊虫叮咬后无冰可用时应用
夹板(衬垫夹和塑料夹板,如 SAM 夹板)	稳定骨损伤和脱臼
弹力绷带(3 英寸即 7cm 宽)	关节损伤时加压以减轻肿胀
塑料袋(可密封)	盛装冰块用于蚊虫叮咬、骨、关节、肌肉损伤;嵌入皮肤的蜱虫摘除后,放于塑料袋以便诊疗
非处方药物(OTC) 所有药物均应远离儿童且使用儿童安全容器。对于学校、工作场所,通常禁用口服药;参考相关法规	
葡萄糖片	治疗低血糖
对乙酰氨基酚(泰诺)	止痛、退热
布洛芬(Advil)	止痛、退热、消炎
阿司匹林(Motrin)	止痛、退热、消炎;可疑突发心脏病治疗。儿童禁用。
抗组胺类药物(苯海拉明) 注意:对于工作场所、学校及公共场所等的急救包中不应包含可以引起嗜睡的药品	减轻炎症反应;治疗毒葛类所致瘙痒和皮疹;治疗恶心及晕动症;引起嗜睡并具有催眠作用
1%氢化可的松软膏	缓解瘙痒和皮肤反应,包括昆虫叮咬、毒葛类等所致的皮疹以及其他过敏性皮疹。某些情况下,可能作用较弱
芦荟凝胶(100%凝胶)	治疗烧伤及浅表性冻伤
运动功能饮料(如 Gatorade,Powerade 等)	治疗中暑、脱水、水中毒(摄入过多水分而钠流失过多)
抗酸剂(如 Tums、Rolaids 抗胃酸咀嚼片)	治疗烧心及反酸
止泻药(如 Pepto-Bismol 和易蒙停 AD)	治疗腹泻
治疗便秘药物(泻药)(如 Metamucil)	治疗便秘,通便
仪器	
心肺复苏(CPR)单向阀人工呼吸面罩	预防 CPR 过程中潜在感染

(待续)

（续表）

表 A-1　急救包物品举例

剪刀（各种不同型号）	裁剪纱布、绷带和衣物等
镊子（尖头）	夹除碎片和蜱虫等
安全别针（长度 2 英寸即 5cm）	用于衬衣、袖子或者防护服等固定；水疱排液
急救毯（大号家用聚乙烯垃圾袋、聚脂太空毯，大风可能撕裂）	保暖，大风、雨雪天气等防寒
急救和 CPR 指导（Jones & Bartlett 学习网站上的急救手册）	急救时即刻提供参考，并可对急救过程进行综合评价

工作场所急救包内容

职业安全与健康管理（OSHA）规定：工作场所远离医疗机构时，需要有相应的急救设备及经过培训的急救人员，以便为所有雇员提供急救。OSHA 中职业安全与健康总标准[910.15]及其分类标准[1926.50]均规定工作场所急救包应包括特定物品。

OSHA 参考美国国家标准（ANSI）z308.1，工作场所急救包最低要求，制订工作场所急救包所含物品的最低标准（见表 A-2）。

表 A-2　工作场所急救包所含物品最低标准推荐

设备	最低数量
可粘贴绷带（1 英寸×3 英寸，即 3cm×5cm）	16
可粘贴条带（宽度 1 英寸即 2.5cm）	1 卷
抗菌软膏	10 支
无菌巾或无菌棉签	10 包
阿司匹林（可嚼服；每片 81mg）	2 盒
烧伤纱布（凝胶浸泡）（4 英寸×4 英寸，即 10cm×10cm）	1 包
烧伤帖	10 片
冰贴（即刻起效，一次性）	1
CPR 呼吸器（单向阀面罩）	1
一次性医用手套（非橡胶，大码）	2 双
弹力绷带（宽度 3 英寸或 4 英寸，即 7cm 或 10cm）	1
眼贴（厚度 0.25 英尺，即 0.64cm）	2 贴
眼/皮肤洗液（4oz，即 118mL 瓶装）	1 瓶

（待续）

(续表)

表 A-2 工作场所急救包所含物品最低标准推荐

设备	最低数量
急救和 CPR 指导(Jones & Bartlett 学习网站上的急救手册)	1
手消毒液(乙醇)	1 小瓶或 10 小包
纱布绷带卷(宽度 3 英寸,即 7cm)	2
纱布绷带卷(宽度 4 英寸,即 10cm)	1
剪刀	1
夹板(衬垫夹和塑料夹板,如 SAM 夹板)(4 英寸×36 英寸,即 10cm×91cm)	1
无菌纱布贴(3 英寸×3 英寸,即 7cm×7cm)	4 贴,单独包装
无菌外伤贴(5 英寸×9 英寸,即 13cm×23cm)	2 贴,单独包装
止血带	1
三角绷带(40 英寸×40 英寸×56 英寸即 102cm×102cm×142cm)	2

注意:有独立包装、可防混淆或单片包装的非处方药可放入急救包。OTC 非处方药不应含有使人困倦的成分。

索引